"당신은 당신이 먹는 것 그대로다!"

건강한 아빠
병\든 아빠

글렌 N. 로비슨 지음 | 안진환 옮김

너와숲

10년간 23만 달러가 넘는 학비를 쏟아부으며 교실에서 4000시간 넘게 보내면서 머핀과 싸구려 음료수, 1달러짜리 타코를 주식으로 삼으면 과연 무엇을 얻게 될까? 먼저 건강에 곧 위기가 닥친다. 게다가 의학 공부에 그렇게 엄청난 시간과 돈을 들이고도 내 딸이 한 달 이상이나 음식을 먹을 때마다 고통받는 것을 지켜보면서 내가 간절히 구하는 단 한 가지 질문에 대한 답도 찾아낼 수 없었다. 수없이 응급실을 찾고, 검사를 받고, 전문 클리닉에서 시간을 보냈는데도 내가 이미 알고 있는 답만 들었을 뿐이다. "당신의 딸이 먹을 때 고통받는 이유에 대한 답은 없다."

그렇다면 내 딸을 불과 몇 분 만에 치유해준 것은 무엇일까? 바로 '건강한 아빠'의 놀라운 지식과 기적의 손이었다. 이 일을 계기로 내 의문에 대한 해답의 문이 열렸다. 말문을 막히게 만들었던 이 경험은 내게 개인적인 전환점을 마련해주었다.

학교에서 보낸 모든 시간을 돌이켜보니 의사가 되는 과정에서 단 한 번도 영양학 수업을 들어본 적이 없었다. 그렇다면 나는 이 모든 지식을 어디서 배웠을까? 은퇴한 이후 줄곧 병마에 시달리던 나의 친아버지(병든 아빠)를 지켜보면서 배웠다. 그리고 은퇴 후 건강을 유지하면서 더욱 활동적으로 살고 있는 '건강한 아빠'에게 갖가지 질문을 하면서 배웠다.

다이어트를 하는 사람들은 대부분 체중 감량이라는 한 가지 목표를 추구한다. 그런데 배변이 항상 몸에서 모든 독소를 제거하지는 못하는 것처럼 체중 감량이 항상 건강으로 이어지는 것은 아니다. 다들 알다시피 체중 감량과 면역 체계 강화, 건강 증진이 동시에 이뤄져야 바람직하다. 이 책은 당신이 바로 이 모든 것을 이루도록 돕는 것이 목표다! 한마디로 건강에 대한 상식적인 접근 방법을 소개하고자 한다.

이 책을 읽는 사람들을 위한 나의 최우선 목표는 스스로 자신의 건강에 대한 질문을 던지게 만드는 것이다. 자, 그럼 이 책에서 무엇을 배울 수 있는가?

1. 모든 상황이 균형을 이루면 질병은 나타나지 않는다! 이 책은 자연스럽고 건강한 균형을 찾는 데 도움이 될 것이다.

2. 관찰하고 질문하고 배운 바를 적용하는 것이 지식을 향상시키는 최고의 방법임을 보여줄 것이다.

3. 건강은 단순히 특정한 방식으로 먹는 것 이상이다. 건강한 생활방식은 당신이 어떤 사람이며 다른 사람들과 어떻게 다른지에 더욱 깊이 관련돼 있음을 설명할 것이다.

4. 현 상황에서 균형을 맞추는데 도움이 되는 음양 요소를 적용하는 방법을 알아본다. 이 지식은 당신이 음식을 선택하는 데 영향을 미친다.

5. 기관계와 기관의 관계, 기관이 작용하는 방식을 설명한다. 예를 들어, 그 역사가 4000년이 넘는 오행 이론을 통해 대장이 폐에 어떻게 직접적인 영향을 미치는지 탐구할 것이다.

6. 식사와 관련, 체온이 왜 중요한 역할을 하는지 알게 될 것이다.

7. 생물학, 생리학, 심리학, 에너지, 영감 등 건강에 영향을 미치는 여러 요인에 관해 설명할 것이다. 건강한 생활방식을 유지하는 것은 무엇을 먹느냐에 한정되지 않는다!

8. 면역 체계를 보호하고 돕기 위해 해야 할 일과 하지 말아야 할 일을 알게 될 것이다.

9. 무엇보다 당신에게 가장 중요한 투자 대상은 당신 자신임을 깨닫게 도울 것이다!

이 같은 지식을 얻으려면 관심을 기울이고 적극적으로 노력할 자세를 가져야 한다. 이 책에서 기대하지 말아야 할 것도 있다.

1. 암을 치료하는 방법을 찾고 있다면 이 책은 당신에게 적합하지 않다.
2. 현재의 생활방식을 유지할 수 있는 성배나 마법의 알약을 찾고 있다면 이 책은 당신을 위한 것이 아니다.

나는 누구인가?

나는 일차 족부의학 전문의 자격을 취득하고 20년간 진료해온 족부의이자 외과의다. 말 그대로 발톱 균류나 당뇨, 통풍, 운동으로 인한 부상, 다양한 족부 기형과 관련해 외과적, 임상적, 자연적 방법으로 매년 수천 명의 환자를 치료하고 있다. 그 과정에서 쉽게 예방할 수 있는 질환이나 질병으로 고통받는 환자를 많이 봤다.

경력을 쌓는 과정에 세계를 가로질러 남태평양의 통가 왕국에 다녀왔다. 대학 시절 가장 친한 친구에게 의대를 졸업하면 그의 나라 사람들을 돕겠다고 약속한 적이 있는데, 이를 지키기 위해서였다. 의료 선교의 일환으로 통가 사람들을 진료하면서 나는 의학 서적에서나 접할 수 있었던 나병과 상피병, 만곡족 등이 사람을 얼마나 고통스럽게 하는지 직접 지켜볼 수 있었다.

나는 늘 환자를 보다 잘 회복시킬 수 있는 방법을 찾기 위해 고민한다. 그래서 시간이 날 때마다 관절 테이핑과 손발지압법仁神術(Jin Shin Jyutsu, 우리 몸에는 장기와 연결된 26개의 혈자리가 있는데 이를 자극하면 장기에 기를 불어넣을 수 있다는 치료법―옮긴이) 등 우리 몸의 에너지를 증진시키는 기술을 배웠고, 이를 임상에 적용해서 꾸준히 효과를 보고 있다.

나는 내가 하는 일을 사랑하며 교사의 역할에 충실하겠지만, 마음은 항상 배우는 학생의 자세로 임하고 있다는 사실을 밝힌다!

건강을 잃으면 재산이 무슨 소용인가?

많은 사람이 평생 열심히 일해 힘들게 번 돈을 의료비로 써버린다. 매월 나가는 건강보험료에 큰 부담을 느끼며 사는 사람들도 적지 않다. 우리는 말 그대로 치료에 의존하는 삶을 살아가고 있다. 하지만 스스로 통제할 수 없는 부상이나 외상을 제외하고 당뇨병이나 심장병, 면역 체계 문제는 물론 노년에 겪게 되는 여타 질병에 시달리며 살아갈 필요는 없다. 우리 자신에게 투자하고 예방적 경로를 취한다면 그 모든 것을 예방할 수 있다. 그렇다. 당신은 당신이 먹는 것 그대로다. 이 책을 읽어 나가다 보면 이 말이 무슨 의미인지 이해하게 될 것이다.

이 책은 참조용으로 적합하게 구성되어 있다. 책의 뒷부분으로 건너뛰어 '면역 식이요법Immune Diet' 부분부터 읽고 바로 적용할 수도 있고, 처음부터 끝까지 읽은 후 필요한 부분만 다시 찾아볼 수도 있다. 여기에 정해진 규칙은 없다! 자, 그럼 출발!

차례

서론   005

1_____ 균형에 대한 기본적인 이해

CHAPTER 01   생존·사교·건강, 무엇을 위해 먹는가?   015

CHAPTER 02   당신의 건강 상태는?   043

CHAPTER 03   자연의 접근 방식에 담긴 음양 이원성   061

CHAPTER 04   오행   091

2_____ 건강의 주요 요인

CHAPTER 05   건강을 위한 식생활   137

CHAPTER 06   영양의 기본 개념   161

CHAPTER 07   화학은 생물학에 대한 공격이다   203

CHAPTER 08   먹기 전에 살펴보라!   229

3 면역 식이요법과 당뇨 식이요법, 그리고 평생 식이요법

CHAPTER 09 건강을 잃는다면 재산이 무슨 소용인가? 255

CHAPTER 10 허리에 위기를 축적하지 마라 287

CHAPTER 11 성배는 곧 성스러운 석쇠 317

CHAPTER 12 시간은 흘러가기 마련이잖아. 당신은 어디로 흘러갈까? 339

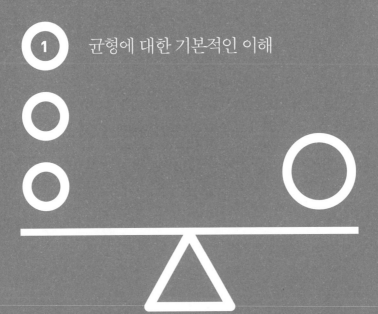

1 균형에 대한 기본적인 이해

CHAPTER 01

생존·사교·건강, 무엇을 위해 먹는가?

세계 곳곳에서 많은 사람들이 꿈을 실현하며 살고 있지만, 그 대가 또한 톡톡히 치르고 있다. 당신의 현재 상황은 정말 당신이 먹는 것과 관련 있을까? 나는 그렇다고 생각한다. 나는 오늘 당신이 먹은 음식이 지금의 활동 수준은 물론이고 은퇴할 무렵의 상태에도 큰 영향을 미칠 거라고 믿는다.

건강이 곧 재산이다. 나는 이를 기본적인 출발점으로 삼아 지금까지 많은 의문을 탐구해왔다. 예를 들면, "화학은 생물학에 대한 공격"이라는 말이 의미하는 바를 파헤쳐봤다. 여기서 화학은 음식물을 가공하거나 인공적으로 처리해 섭취하게 만드는 모든 과정을 말하며, 생물학은 신체의 모든 살아 있는 세포를 다루는 학문을 뜻한다.

너무 많은 사람들이 건강을 잃기 시작하거나 건강상 위기에 직면할 때까지 건강의 가치를 깨닫지 못한다. 로버트 T. 기요사키 Robert T. Kiyosaki가 《부자 아빠의 젊어서 은퇴하기 Retire Young Retire Rich》에서 말했듯, "건강하지 않으면 은퇴한들 과연 즐거울까?"

몇 가지 예를 살펴보자. 방금 심장마비를 겪은 사람이 담배를 끊기로 결정하거나 당뇨병이 생겼다는 것을 막 알게 된 사람이 식단을 바꾸기로 결정한다. 익숙하게 들리지 않는가? 이런 일을 겪고 나면 사람들은 대부분 이와 비슷한 반응을 보이지만, 알약 같은 치료제를 복용하는 것이 생활방식을 바꾸는 것보다 훨씬 쉽다고 판단하고 금세 그쪽으로 기운다.

나는 진료소에서 거의 매일 다음과 같이 말하는 사람을 본다.

- 그때 그러지 않았더라면…….
- 좀 더 젊었을 때 다르게 행동했더라면…….
- 암 선고라니……. 이 나이에 너무 가혹한 것 아닌가요?
- 은퇴한 뒤 병원에서 살다시피 하고 있습니다.
- 산소호흡기에 의존해 겨우 살고 있습니다.
- 은퇴하면 인생을 즐길 수 있을 거라고 생각했어요.
- 일주일에 세 차례 투석을 받고 있어요. 여행 같은 건 꿈도 꾸

지 못하지요.

- 너무 지칩니다. 병든 배우자를 돌보는 것 말고는 아무 일도 할 수 없습니다.

- 은퇴 후 마음껏 즐길 계획이었습니다!

나는 당신이 이런 말을 하게 되지 않기를 진심으로 바란다.

임상 환경에서 내가 접하는 가장 어려운 일 중 하나는 질병 때문에 약물에 의존해 겨우겨우 살아가는 환자를 지켜보는 것이다. 당뇨병이나 심장병 같은 질병을 통제하기 위해 하루에 15가지에서 20가지, 심지어 25가지 약물을 복용하는 환자를 보는 것은 드문 일이 아니다. 이런 모든 질병은 20대나 30대에 징조가 보였을 때부터 주의를 기울인다면 쉽게 예방할 수 있다. 때를 놓쳤다 해도 낙심하지는 마라. 현재 당신이 40대나 50대, 심지어 70대라 하더라도 여전히 건강에 바람직한 영향을 미칠 놀라운 변화를 시도해볼 수 있으니 말이다. 내 환자의 대다수가 40세 이상인데, 기존 생활방식을 바꾼 이들은 모두 큰 혜택을 봤다. 물론 더 젊은 나이에 그렇게 하는 게 훨씬 더 쉽고 유익하다는 건 분명하다.

당신이 가진 돈을 모두 건강을 지키는 데 쏟아부어야 한다면 어떻겠는가? 우리가 익히 알고 있는 오늘날의 시스템은 당신이 힘들게 번 돈을 앗아가도록 만들어져 있다. 이 시스템은 은퇴하는 모든 사람이 갈수록 시스템에 종속되게 조장한다. 한번 생각해보라. 당신은 가족들을 먹이고 입히고 각종 청구서를 지불하기에 충분한 돈을 마련하기 위해 일한다. 거기에 그치는가? 대부분의 사람들이 어떤 형태로든 건강 관련 보험에 가입하고 이를 유지하기 위해 일한다!

나는 당신의 부모님이 겪고 있거나 겪었던 일에 대한 당신의 두려움을 덜어줄 간단하고 쉬운 방법을 알려줄 것이다. 이는 하나의 과정으로서 은퇴 후 생활을 즐길 수 있는 길을 제공할 것이다. 당연히 불의의 사건이나 사고, 이런저런 부상, 원인을 알 수 없는 트라우마 등을 막을 수는 없다. 하지만 건강한 생활방식은 건강에 유익하고 보람 있을 뿐만 아니라 마음의 평화에 이르게 해준다.

건강한 삶은 내게 있어 삶의 방식 그 자체다. 관찰하고 질문할 수 있도록 도와준 '병든 아빠'에게 심심한 감사를 드린다. 또한 관찰하고 질문할 수 있게 해주고 그렇게 습득한 지식을 일상생활에 꾸준히 적용하도록 도와준 '건강한 아빠'에게도 감사드린다. 올바른 식습관을 몸에 익히고 나자 '다이어트'는 더 이상 필요치 않았다. 건강한 식생활은 내가 추구하는 삶의 방식이 됐다.

나의 '병든 아빠'

나의 친아버지(이분이 바로 '병든 아빠'다)는 어른이 된 후 대부분의 기간 동안 건강하고 튼튼한 편에 속했다. 한국전쟁에 참전했다가 귀국한 후, 가족 농장을 이어받았다. 아버지는 작물을 교대로 재배하고 풀을 길러 소를 먹이는 방법 등 농장 일에 대해 잘 알았다. 아버지는 아내와 여덟 명의 자녀를 부양하기 위해 하루도 쉬지 않고 일했다. 과묵한 성격으로 거의 말이 없어서 자녀들과 대화를 나누는 일은 별로 없었다. 내가 아버지와 3분 이상 대화를 나눈 것도 열여덟 살이 되어 집을 떠날 준비를 할 때였다. 아버지와 함께 있을 때 나는 아버지를 관찰하는 데 대부분의 시간을 보냈다. 나는 아버지에게 이런저런 질문을 하고 싶었지만, 아무 말도 할 수 없었다.

천천히 늙어가면서 아버지는 심장병과 통풍, 밤마다 부어오르는 다리 때문에 고통스러워했다. '병든 아빠'는 그런 어려움들이 해결되기만을 기다렸지만 이미 때는 늦은 뒤였다. '병든 아빠'에 대해 생각할 때면 종종 내가 아버지를 위해 더 많은 것을 할 수 있었던 것은 아닌지 스스로 묻게 된다. 아버지는 왜 내 제안에 귀를 기울이지 않았을까? 왜 그것을 자신에게 적용하려고 하지 않았을까? 대답은 간단하다. 아버지는 자신의 건강과 관련해서 내게 고작 두어 가지 질문만 던졌을 뿐이다. 더 이상 묻지 않는 것은 노력하지 않겠다는 의미나 다름없다. 그것이 '병든 아빠'의 상황이었다. 내가 알게 된 것을 아버지에게 너무나도 알려주고 싶었지만, 정작 그렇게 하자 내가 쓸데없는 일을 하는 것 같았다.

나는 '병든 아빠'에게서 무엇을 보았는가?

소를 먹이고 작물에 물을 주고 건초를 베고 밭을 갈기 위해 농장으로 향하는 아버지의 트럭에 올라탈 때면 나는 늘 다 마셔버린 청량음료 캔이나 캔디바 포장지 등을 조수석 바닥으로 쓸어내리곤 했다. 때때로 아버지가 좋아하던 쿠키가 상자에 남아 있으면 농장으로 가는 동안의 어색한 침묵을 달래고자 쿠키를 하나 꺼내 들고 열심히 씹곤 했다.

소통이 부족한 탓에 '병든 아빠'에게서 무엇을 배우려면 나 스스로 관찰해서 알아내야만 했다. 운이 좋은 날이면 아버지는 내 질문 중 하나 정도에 대답해주곤 했다. 좋은 이웃이자 지역 사회의 존경받는 일원이었던 아버지는 사탕과 청량음료, 아이스크림을 좋아했다. 우리는 당연히 집에서 엄마가 준비해놓은 음식으로 식사를 했다. 보통은 우리가 정원이나 농장에서 재배하고 키운 식재료로 준비한 음식이었다. 아침 식사 때면 나는 아버지가 콘플레이크에 설탕을 한 숟갈 듬뿍 퍼담는 것을 보곤 했다. 우리는 식료품점에서 가장 저렴한 상품을 사서 아침으로 자주 먹었다. '병든 아빠'가 하는 대로 따라해야 한다고 생각했던 기억이 난다. 그래서 나도 콘플레이크에 설탕을 들이붓곤 했다. 콘플레이크 한 상자씩 선물로 주어진 어느 크리스마스 아침이 지금도 또렷이 기억난다.

식사 시간이면 아버지는 식탁 머리 부분에 앉았다. 여덟 명의 아이들과 어머니는 옆으로 둘러앉았다. 우리 식탁에는 멋진 음료가 오르지 않았다. 그냥 수돗물을 마셨다는 얘기다. 우리는 집에서 만든 롤빵에 쇠고기나 닭고기 또는 돼지고기 같은 육류를 곁들여 먹었다. 채소는 계절에 따라 정원에서 수확한 것들이었다. 겨울에는 과일 통조림과 냉동 보관한 채소를 먹곤 했다. 식탁에 가장 많이 오르는 채소는 소금과 마가린을 잔뜩 곁들인 감자였다. 디저트로는 과수원에서 수확한 과일을 먹었다. 우리에게 식사는 일하는데 필요한 에너지를 공급하는, 다시 말해 연료를 채우는 과정에 불과했기에 식탁에서는 거의 대화가 오가지 않았다. 우리는 생존을 위해 먹었다!

식탁에서 재미를 찾자면 내가 롤빵을 달라고 할 때 정도를 꼽을 수 있다. 형제자매 중 한 명에게 롤빵을 건네달라고 하면 신경을 바짝 곤두세워야 했다. 식탁 반대편에서 럭비공처럼 날아올 게 뻔했기 때문이다. "롤빵 패스"는 식탁에서 흔히 있는 일이었다.

우리는 저녁 식사 후에도 밖으로 나가 어두워질 때까지 일했다. '병든 아빠'는 "해가 떠 있는 동안은 일하는 시간"이라는 논리를 가지고 있었다. 우리는 너무 어두워져서 일할 수 없게 된 뒤에야 집으로 돌아왔다. '병든 아빠'는 잠자리에 들기 전에 아이스크림을 한 그릇씩 비우곤 했다. 나는 천식이 악화될까 봐 아이스크림을 거의 먹지 않았다.

내가 '병든 아빠'의 건강이 악화되고 있다는 것을 체감한 것은 아버지가 70대 중반 처음으로 심장마비를 일으켰을 때였다. 그로 인해 행동이 느려지긴 했지만, 아버지는 여전히 매일 아침 일찍 일어나 농장으로 나갔다. 그러다가 두 번째 심장마비가 오고, 세 번째 심장마비가 곧 일어났다. 마침내 네 번째 심장마비를 겪고 나서는 안락의자에 자리를 잡을 수밖에 없었다.

나는 아버지를 보기 위해 자주 고향 집을 찾았다. 그럴 때마다 식습관을 개선하라고 권하곤 했지만, 아버지는 자신의 방식을 바꾸려 하지 않았다. 내가 아버지에게 건넨 건강에 대한 마지막 조언은 밤에 아이스크림을 먹지 말라는 거였다. 이미 여러 차례 같은 이야기를 한 바 있었는데, 아이스크림이 통풍 발작의 주된 원인이었기 때문이다. 하지만 아버지는 "먹고 싶은 대로 먹겠다"고 주저 없이 말했다. 나는 이후 아버지의 건강 상태와 관련해서 다시는 입씨름을 벌이지 않았다.

아버지의 행동방식을 관찰하면서 나는 스스로에게 질문했다. 그토록 건장했던 사람이 어떻게 내내 건강하게 살다가 보행기에 의존해 움직이고 종일 산소호흡기에 의존해 숨을 쉬게 됐을까? '병든 아빠'에게 이런 식으로 은퇴할 계획이었냐고 물었다면 분명 자조의 미소를 띠었을 것이다. 아버지는 은퇴할 생각을 해본 적도 없었을 것이다. 어쨌든 열심히 일하던 20대와 30대, 40대, 50대 시절 아버지는 자신이 나중에 산소호흡기와 보행기에 의존하게 될 것이라고는 생각하지 않았을 게 분명하다. 2020년 5월 22일, '병든 아빠'는 매우 짧은 은퇴 생활 동안 발병한 여러 질병들에 굴복해 필멸의 삶을 마감했다.

과도기에 배운 것

어렸을 때 나는 '병든 아빠'를 모범으로 삼고 따랐다. 나 역시 과자와 탄산음료를 좋아했지만, 네 살 무렵 시작된 천식과 알레르기 질환 때문에 육체적 활동에 많은 제한을 받았다. 동네 아이들과 뛰

어놀거나 운동을 하는 것조차 어려웠다. 아침에 일어나도 그저 숨 쉬기 위해 싸우느라 잠을 못 이룬 탓에 녹초가 되어 있기 일쑤였다. 코가 막힌 상태에서 빨대를 입에 물고 몇 시간 동안 숨을 쉰다고 상상해보라. 당시 내가 처한 상황이 바로 그랬다.

나는 천식이 운동에 의해 유발되고, 계절에 영향을 받으며, 특정 음식을 먹으면 악화된다는 것을 알게 됐다. 나는 늘 흡입기를 갖고 다니며 운동을 통해 그 질병과 싸웠다. 아주 어렸을 때는 자전거를 타고 이웃 마을까지 가곤 했다. 그러면서 천식 발작이 일어날 때까지 얼마의 시간이 걸렸는지, 그날 먹은 음식은 무엇인지 등을 기록했다. 나름대로 천식을 치료할 방법을 찾고자 시도했던 것이다. '병든 아빠'만큼 자주 청량음료를 마시지는 않았지만, 단것은 계속 즐겼다. 내가 천식에 대해 본격적인 질문을 던지기 시작한 것은 '건강한 아빠'를 만나 그가 내 어린 딸을 위해 어떤 조치를 취하는지 보고 나서부터였다. 더 많은 질문을 던질수록 천식을 통제하고 이겨낼 더 많은 방법을 찾을 수 있었다.

환자들은 종종 내가 다른 분야를 제쳐놓고 왜 발 치료를 선택했는지 그 이유를 묻는다. 내 대답은 이렇다. 열다섯 살 때 발목이 부러졌는데 당시 의사가 내 발목에 뼛조각이 있다고 말했다. 그 뼛조각을 제거할 수 있느냐고 물었더니 의사는 그냥 둬도 걱정할 거 없다고 답했다. 하지만 나는 그것 때문에 내 발목에 무슨 일이 생길지도 모른다는 두려움과 마음의 공허 같은 것을 지울 수 없었다. 무슨 조치를 취해야 했던 건 아닐까? 그 때문에 하지 말아야 할 일이 있었던 건 아닐까? 이런 질문들이 나를 이 전문 분야로 이끌었다.

당신은 당신이 먹는 그대로다

초등학교 시절 점심시간 종이 울리면 우리는 모두 학교 식당으로 달려가 따뜻한 점심을 먹기 위해 줄을 섰다. 점심 줄이 시작되는 곳의 벽에 "당신이 먹는 것이 바로 당신이다"라고 적힌 표지판이 붙어 있었다. 나는 특히 완두콩을 싫어했는데, 어느 날 완두콩을 안 먹으려고 꾀를 내서 주방 아주머니에게 나는 삶은 완두콩이 아니라 생 완두콩만 먹는다고 말했다. 다음 날 식당에서는 다시 완두콩을 내놓았다. 내가 고맙지만 사양하겠다고 말하며 지나치려는데, 전날의 그 아주머니가 익히지 않은 완두콩을 한 그릇 담아두었다가 꺼내서 나에게 건넸다. 변명의 여지가 없었다. 꼼짝없이 그 생 완두콩을 먹어야 하는 상황이었다. 나의 창의적인 꾀는 구내식당 아주머니의 벽을 넘어서지 못했다. 나는 완두콩을 삼키기 위해 최선을 다할 수밖에 없었다.

한번은 잔디를 깎는 아르바이트를 했는데, 집주인 남자가 내게 담배를 권했다. 잔디 깎기를 마치고 돈을 받기 위해 현관에 올라갔더니 그가 말했다. "애야, 담배 한 대 줄까?" 그의 쭈글쭈글한 얼굴 피부와 거친 목소리, 깊은 기침 소리 등을 접하며 나는 그의 제안을 거절했다. 그가 좋은 의도에서 한 제안인지는 모르겠지만, 나는 그런 모습이 되고 싶지 않다고 생각했다.

또 기억에 남는 일이 있다. 오랜 이웃인 메이코크와 그의 집 현관에 앉아서 놀았던 일이다. 나는 그의 집에 놀러 가는 것을 좋아했다. 그는 내가 그의 과수원에서 사과를 따 오면 한 양동이에 25센트씩 주곤 했다. 일이 끝나면 늘 보너스가 따랐다. 바로 집 앞 벤치에 함께 앉아 그가 낚시 다니던 시절의 이야기를 듣는 것이었다. 이야기를 하기 전, 우리는 설탕 한 컵과 포도나 라즈베리나 딸기 등 내가 선택한 천연 향료 한 봉지, 그리고 적당한 양의 수돗물로 쿨에이드를 만들었다. 만드는 것도 간단했고 맛도 좋았다. 그렇게 벤치에서 보낸 여름을 돌이켜보면 쿨에이드를 마시는 것이 건강에는 그다지 좋지 않았을 거라는 생각이 든다. 하지만 당시 나는 천식에 시달리는 것만 제외하면 건강하고 활동적인 아이였다. 쿨에이드가 내 몸에 끼친 영향 중 한 가지는 충치로 인해 치과를 자주 방문하게 만들었다는 것이다. 이후 내가 쿨에이드를 마신 것은 대학에 다닐 때 물에 맛을 더하고 싶었던 몇 차례뿐이다.

　작은 마을에서 자라는 것에는 좋은 점과 나쁜 점이 있다. 좋은 점 중 하나는 마을이 작아서 패스트푸드점이 없다는 것이다. 나쁜 점은 학교 행사로 다른 고장을 방문할 때면 패스트푸드점만 찾게 된다는 것이다. 패스트푸드점을 즐겨 찾던 이 미묘한 습관은 곧 설명하게 되겠지만, 내가 의대에 재학하던 때 예기치 않은 결과를 초래했다.

나는 살아남기 위해 먹었다

대학 시절을 돌이켜보면 나는 당시 살아남기 위해 밥을 먹었던 것 같다. 물론, 당시에는 그 사실을 인지하지 못했다. 무엇이든 먹을 수 있는 한 나는 괜찮았다. 당시 내게는 잠이 매우 중요했기에 아침 식사를 거르기 일쑤였다. 학업량이 많아 시간을 아껴 써야 했다. 땅콩버터와 젤리 샌드위치 제조 기술을 마스터한 나는 그것으로 점심을 때우곤 했다. 돈이 부족한 탓에 저녁에는 주로 맥앤치즈를 먹다 보니 그 요리에 대해서만큼은 전문가가 다 됐다. 15분 안에 저녁을 요리해 먹고 나서 공부를 하러 다시 학교 도서관으로 향하곤 했다.

─────────

나는 2년 연속 여름방학 동안 산림청 아르바이트에 참여해 아이다호와 몬태나에서 1만 8000그루가 넘는 나무를 심었다. 토지 관리국 아르바이트에도 5년 동안 참여해 계절 소방관으로 활동했다. 그 두 가지 아르바이트를 하던 시절, 나의 주식은 제과회사에서 만든 과일 파이와 바나나 또는 오렌지, 그리고 가당 주스나 청량음료로 구성됐다. 때로는 집에서 무언가를 준비해 일터에 가져가기도 했다. 아침 식사로 갓 구운 도넛을 먹는 경우는 운이 좋은 날이었다. 돌이켜보건대 내가 지금 알고 있는 것을 그때도 알았더라면 대학 시절에 매우 다르게 살았을 것이다. 분명 음식을 보다 잘 선택했을 것이다. 생존을 위해 노력하는 한편 건강(저자는 건강하고 튼튼한 신체를 '번영thrive'이라고 표현했다. 이 책에서는 해당 단어를 '건강'으로 옮겼다—옮긴이)도 염두에 두고 식생활을 영위하려 애썼을 것이다.

내 인생 최악의 고통

대학은 의학대학원에 비하면 새 발의 피였다. 15분을 들여 마카로니와 치즈를 섞어 맥앤치즈를 만들 시간조차 없었다. 타코벨의 1달러짜리 타코로 점심을 때우고 코스트코의 머핀과 싸구려 음료수로 저녁을 해결하면 금쪽 같은 시간을 조금이나마 아낄 수 있었다.

나의 건강 문제는 하루아침에 나타나지 않았다. 서서히 악화했다는 얘기다. 첫해에는 살아남았지만, 의학대학원 2년차가 되자 먹고 있던 모든 것이 나를 잠식해버렸다.

어느 날 밤 나는 등에 극심한 통증을 느끼면서 잠에서 깼다. 그때까지 살면서 느낀 최악의 고통이었다. 화장실에 갔는데, 소변에 피가 섞여 나왔다. 그때 내 마음을 스쳐 지나간 생각을 상상할 수 있는가? 내가 죽어가고 있는 건가? 암이 생긴 건가? 내 머릿속은 온통 뒤죽박죽이었다. 룸메이트가 나를 차에 태워 응급실로 데려다주었다. 의사는 내게 작지만 매우 고통스러운 신장 결석이 생겼다며 진통제를 주고는 결석이 더 있으면 외과적으로 제거해야 한다고 말했다.

다른 결석은 없는지 확인하기 위해 신장 전문의와 약속을 잡았다. 나는 결석들이 빠져나갔는지 확인하기 위해 조영제 검사를 받았다. 남은 결석이 없다는 말을 듣고 나자 결석 제거 수술에 대한 나의 걱정과 스트레스는 가라앉았다. 몇 개월 후 봄 방학을 맞아 일주일 쉬는 사이에 동생의 결혼식에 참석하러 고향에 들렀다. 그때 또 한 번 허리에 극심한 통증을 느껴 고향 인근 병원의 응급실을 찾았다. '병든 아빠'가 가족 주치의를 만나보라고 권했다. 나는 그의 진료소에 갔고, 그 역시 결석이 있는지 알아보기 위해 조영제 검사를 해보자고 권했다. 이는 생사를 다투는 큰 재앙으로 바뀌었다. 그들이 조영제를 주사한 직후 내가 본격적인 아나필락시스 반응을 보였기 때문이다. 신의 가호와 의료진의 노력 덕분에 나는 임사체험을 하고도 살아남았다. 이에 대해서는 12장에서 자세히 설명하겠다.

생존을 위한 먹기에서 사교를 위한 식사로

의학대학원을 졸업하고 외과 레지던트를 마친 후 나는 과감하게 개업했다. 개업을 하고 나서도 처음 몇 년 동안은 여전히 생존 모드로 살았다. 아침을 건너뛰거나 패스트푸드로 점심을 때우기 일쑤였다. 가끔은 제약 회사 직원들과 점심을 즐기기도 했다. 종종 퇴근 후 가족이 가장 좋아하던 멕시코 레스토랑에서 저녁 식사를 하기도 했다. 유기농 식품이나 '진정한' 음식에 대해서는 별다른 생각을 하지 않았다. 보통 세일 중인 식품을 대량 구매했다. 시간이 지남에 따라 사교를 위해 식사하는 일이 더욱 많아졌다.

늘 피곤하고 지쳐 있다 보니 운동량도 많이 줄었다. 그러는 동안, 내 몸의 통증과 고통은 더욱 뚜렷해졌다. 신장 결석이 다시 생겼고, 허리도 아프기 시작했다. 매일 고통을 견뎌내야 할지 아니면 허리디스크 수술을 받아야 할지 고민에 빠졌다. 대체 내 몸에 무슨 일이 벌어진 걸까? 예전에 나는 활기가 넘쳤다. 화재를 진압하고, 나무를 심고, 오랜 시간 동안 공부도 할 수 있었지 않은가. 나는 '병든 아빠'처럼 되어가고 있었다. 개업의 역시 자영업자이다 보니 휴가를 낼 여유가 없었다. 하지만 허리 수술을 받지 않으려면 방법이 필요했다.

나의 '건강한 아빠'

사람들은 종종 도움을 청하는 간절한 마음을 우주에 투영하면 불현듯 문이 열릴 수도 있다는 이야기를 듣는다. 그런 놀라운 일이 내게도 일어났다. 나는 의학 및 대체의학의 여러 분야에서 훈련을 받고 약물이나 수술에 의존하지 않으면서 허리 통증이 있는 사람들을 돕는 한 남자에 대해 들었다. 그의 방법은 통증을 제거하는 데 효과적인 대체의학과 뇌신경 요법, 손발지압법, 한방 영양, 도수교정, 태도 및 철학에 기반을 둔다고 했다.

　나는 내가 무엇을 하려는지도 모른 채 약속을 잡았다. 그때부터 특정한 생활방식을 배우고 실천하는 18년간의 여정이 시작됐다.

당시 나는 현대 의학에 깊이 빠져 있는 상태였기에 처음 방문했을 때는 많은 부분이 낯설었다. 내가 늘 듣던 말은 "알약으로 대부분의 통증을 완화하거나 치료할 수 있다"는 것이었다. 하지만 내게는 전혀 효과가 없는 말이었다. 나는 통증에 대한 해결책을 간절히 원했다. 나는 그저 자유와 삶을 되찾고 싶었을 뿐이다.

단 한 차례 치료를 받았는데 정규 근무 일정을 무난히 소화할 수 있을 만큼 통증이 가라앉았다. 이후 1년 넘게 그 남자를 다시 찾지 않았다. 처음 방문했을 때 영양에 관한 안내물을 받았지만, 솔직히 말해서 나는 그것을 들여다보지도 않았다. 식생활이 허리 통증과 대체 무슨 관련이 있단 말인가? 나는 여전히 '생존'을 위해 되는 대로 먹고, 운동은 생각조차 않으며, '사교'를 위해 외식을 많이 하는 생활방식을 이어갔다. 첫 치료를 받은 지 1년쯤 된 어느 날 아침, 침대에서 일어날 수 없었다. 허리가 너무 아팠다. 나는 예전에 나를 치료했던 그 남자에게 다시 전화를 걸지 않을 수 없었다. 그의 치료는 다시 한번 나를 통증에서 구해주었다.

이쯤 되면 당신은 내가 무언가를 바꿔야 한다는 사실을 깨우쳤을 거라고 생각할 것이다. 하지만 나는 체중이 늘고 허리 통증이 점점 악화되는데도 그저 스트레칭과 걷기라는 개인 요법에 의존하는 방식을 고수했다. 내 허리를 치료한 남자, 즉 나의 '건강한 아빠'를 만나고도 한참 후에야 변화의 필요성을 인식했다는 뜻이다.

내가 본격적으로 허리 치료를 받기 시작했을 때 '건강한 아빠'는 이렇게 말했다. "자네 몸에 손을 대면 마치 감자 자루를 만지는 것만 같아. 그만큼 뻣뻣하고 뭉쳐 있다는 얘기지." 어쨌든 그는 나를 움직일 수 있게 해주었다. 몇 년 동안 계속 치료를 받았다. 그때마다 그는 영양과 관련해 지적하거나 암시를 주곤 했다. "자네의 몸은 너무 뭉쳐 있어서 손으로 풀어주기가 어려워. 먹는 음식을 바꿔야 해. 그렇지 않으면 40대가 되기도 전에 심장마비가 올지도 몰라." 이런 말을 들었다면 의당 변화를 모색해야 마땅하지 않은가. 하지만 위기가 코앞에 닥칠 때까지 그런 일은 일어나지 않았다.

건강을 위해 먹기

큰딸이 두 살 반쯤 되었을 때 어느 날 음식 먹는 것을 거부했다. 먹을 때마다 아프니 먹을 수 없었던 것이다. 의학대학원에서 현대 의학의 모든 것을 배운 나는 필사적으로 답을 찾았다. 아이가 음식을 먹을 때마다 왜 그렇게 아픈지 알아내려고 응급실과 소아과에 데려가서 각종 검사를 다 해봤지만 아무런 소용이 없었다. 그런 시간이 한 달 이상 계속됐다. 나는 절박했다. 모든 에너지를 딸을 구하는 데 쏟아부었다. 다른 것을 생각할 경황이 없었다.

그러다 마침내 그 남자가 생각났다. 수술을 받지 않아도 될 정도로 내 허리를 고쳐준 바로 그 사람 말이다. 나는 그에게 전화를 걸어 딸을 도와줄 수 있는지 물었다. 그는 아이를 데려오라고 말했다. 직접 봐야겠다는 얘기였다. 딸을 그의 치료실로 데려갔다. 나는 그가 아이를 엎드리게 한 후 훈련된 능숙한 손길로 도수교정 기술을 적용하는 것을 지켜보았다. 아이의 등 중간 부분에서 몇 차례 짧고 날카롭게 '픽' 하는 소리가 났다. 이어서 딸의 배에서 '꾸르륵' 소리가 몇 번 울렸다. 그런 후 딸아이가 벌떡 일어나 앉았다. 딸아이는 나를 보며 말했다. "아빠, 배고파. 먹을 것 좀 줄래요?"

내가 방금 무엇을 본 거지? 방금 내 눈으로 본 게 대체 무엇이란 말인가? 의학대학원에서는 이런 것을 배운 적이 없었다. 나는 뛰어난 내과의, 외과의들과 함께 일해봤지만, 방금 경험한 것은 전에 결코 본 적 없는 무엇이었다. 내가 허리 통증을 치료받긴 했지만, 큰 기대를 가지고 여기 온 건 아니었다. 내가 간절히 구하던 답을 서양 의학에서는 얻을 수 없었다. 그런데 나의 어린 딸이 이렇게 즉시 치유되다니! 딸을 그의 주방으로 데려가 먹을 것을 주면서도 여전히 놀라움을 떨칠 수 없었다. 나는 그에게 고개를 돌려 이렇게 말했다. "지금 제 딸을 치료한 방법을 저도 배우고 싶습니다. 가르쳐주실 수 있습니까?" 그는 답했다. "자네가 배우고자 하는 것은 무엇이든 가르쳐주지."

다시 말하지만, 이분이 바로 나의 '건강한 아빠'다. 그는 내게 먼저 영양에 대해 가르쳤고, 이후 신체에 대한 물리적 도수교정 기술까지 가르쳐주었다. 도수교정 기술은 내가 다음에 쓰고자 마음 먹은 또 다른 책의 주제이기도 하다. 그는 또한 건강한 생활방식의 롤모델이 되어주었다. 나는 무엇이든 배우겠다는 열망으로 불타올랐다. 나의 '건강한 아빠'는 수년에 걸쳐 나에게 심오한 지식을 전수하며 나의 생활 전반을 지도하는 멘토가 됐다. 반면, 나의 친아버지, 즉 '병든 아빠'는 돌아가실 때까지 계속 내가 관찰하는 대상이었다.

'건강한 아빠'의 우선적인 목표는 내 몸이 건강해지도록 돕는 것이었다. 그래서 내가 가장 먼저 배운 것은 영양이었다. 그는 항상 영양이 건강하게 살기 위해 관심을 쏟아야 하는 기초라고 강조했다. 그래서 처음 만났을 때부터 내게 식생활을 바꿔야 한다고 넌지시 암시했던 것이다. 나는 계속 질문을 던졌고, 적절한 답변이 계속 이어졌다.

내가 누군가를 치료하기 위해 그 마법 같은 도수교정 기술을 사용해도 된다는 허락이 떨어지기까지는 몇 년이 걸렸다. 나는 영양에 관해 많은 것을 배웠고, 배운 바를 그대로 적용해 나갔다. 더 건강하게 먹기 위해 최선을 다했다. 일터에서 제약 회사 직원들과 점심 식사 약속을 잡지 않았고, 더 이상 패스트푸드점에서 외식을 하지 않았다. 나는 점심을 싸 들고 일터에 나가기 시작했다. 외식도 점점 줄여 나갔다. 그렇게 면역 체계를 구축하는 사이 자연스레 체중이 줄었다. 이렇게 건강한 생활방식을 경험하면서 새로 찾은 자유를 누렸다.

'건강한 아빠'가 가르쳐준 것들

당시 나는 '건강한 아빠'에게 최대한 많이 배우겠다고 마음 먹었다. 내가 '건강한 아빠'에게 배우기 위해 이후 18년이라는 시간을 투자했다는 사실이 모든 것을 대변해줄 것이다. 나는 그가 알려준 책을 읽고 많은 질문을 하면서 부족한 부분을 보완했다. 나는 매년 여름 일주일 동안 휴가를 내서 '건강한 아빠'와 시간을 보냈다. 우리는 그때마다 영양과 도수교정 기술에 대해 많이 토론했다.

처음 3년간은 그냥 귀 기울이고 그가 말하는 원칙을 내 삶에 그대로 적용했다. 먼저 운동량을 늘리기 시작했다. 집에서 먹기 위해 유기농 식품을 사고, 외식을 줄였다. 그러자 기분도 훨씬 좋아지기 시작했다. 훈련을 받으면서 해마다 머릿속에 영양에 대한 보다 심오한 지식을 가득 채웠다. 천천히 세월이 흐르면서 나는 나 자신과 딸이 받은 물리적 도수교정 기술을 배웠다. 나는 신체 도수교정에 대한 연구를 계속하는 동시에 손발지압법 수련자가 됐다. 족부 전문의로 일하면서, '건강한 아빠'에게 배운 것을 진료 및 치료에 상당 부분 적용했다. 당뇨병 환자들이 약을 끊고 식이요법을 통해 질병을 완전히 통제하는 것을 볼 수 있었다. 발톱의 진균 감염을 자연적으로 치료했으며, 발목을 조정해 다리 통증을 없애기도 했다. 이 모든 지식과 훈련은 하루아침에 이루어진 것이 아니다. 수년 동안 질문하고 연구하면서 치료 방법에 적용한 결과다. 나는 여전히 '건강한 아빠'를 정기적으로 만나 대화를 나누고 있다.

솔직하게 말하는데, 나는 현재 수년째 허리 통증을 전혀 겪지 않고 있다. 나는 이런저런 다이어트를 하고 있지도 않다. 단지, 질병으로부터 자유로워지는 생활방식을 유지하고 있을 뿐이다. 지금 나는 어떤 알약도 입에 넣지 않는다. 내가 마지막으로 항염증제나 진통제를 복용한 게 언제인지조차 기억나지 않을 정도다. 허리 둘레는 20대 시절로 돌아왔고, 지난 15년 동안 줄곧 그 상태를 유지하고 있다. 멍청한 짓만 안 한다면 나는 앞으로 고통 없이 일상생

활을 영위할 수 있을 것이다. 바람직한 영양 섭취와 적절한 운동으로 질병에 걸릴 것이라는 두려움 없이 생활할 수 있을 것이다. 건강의 관점에서 볼 때 앞으로의 세월이 더욱 즐거울 것임을 알고 있기에 기쁨과 평화, 위안을 만끽할 수 있다. 당연히 '병든 아빠'의 전철을 밟지도 않을 것이다.

결론

당신은 무엇을 위해 먹는가? 생존인가, 사교인가, 건강인가? 위기의 시기에는 통상 생존에 끌린다. 그런 상황에서 우리는 일상적인 책무를 수행할 수 있도록 연료를 공급해주는 모든 것을 먹는다. 나의 대학 시절은 그런 생존의 시대 중 하나였다. 2020년 초 우리가 COVID 팬데믹 위기에 처했음이 발표되자 대형 마트에 식료품을 사려는 엄청난 인파가 몰렸다는 뉴스가 나왔다. 이것은 내가 직접 관찰한 내용이다. 판단과 혼동하지 말길 바란다. 나는 대형 할인점에서 사람들이 감자칩과 탄산음료, 술, 시리얼, 그리고 닭고기에서 쇠고기에 이르기까지 모든 종류의 고기로 쇼핑 카트를 채우는 것을 봤다.

호시절에 우리는 사교를 위해 먹는다. 우리는 점심이나 저녁을 먹으러 나가서 무엇을 주문하고 무엇을 먹는지에 그다지 신경 쓰지 않으면서 친목을 즐긴다. 건강을 위해 먹는다는 것은 곧 우리가 자기 몸에 무엇을 넣는지 더 잘 인식하고, 일상생활을 영위하는데 필요한 에너지를 제공할 건강식품을 찾는데 조금 더 많은 시간을 할애한다는 뜻이다. 건강을 위해 먹는 것은 질병의 고통스러운 경험을 피할 수 있는 길이다.

어린 시절부터 대학과 의학대학원을 졸업하고 외과 레지던트를 거친 후 가족을 꾸리기까지 대부분의 시간 동안, 위기가 있든 없든 나는 생존을 위해 먹었다. 하루를 버텨내기 위해 음식을 연료로 먹었다. 혹자는 이렇게 물을지도 모른다. "당신은 의사입니다. 서로 입장과 처지가 많이 다른데 어떻게 내 상황을 이해할 수 있을까요?" 내 대답은 이렇다. "우리 모두 살아온 배경과 스토리가 다르기 때문에 서로의 상황을 이해하는 것은 어렵습니다. 하지만 나는 우유와 시리얼을 먹는 것이 어떤 것인지 잘 압니다. 배고픈 상태로 잠자리에 드는 것이 어떤 것인지도 압니다. 그리고 꼭두새벽 학교로 향하는 버스를 타기 위해 버스정류장 벤치에 앉아 기다리다가 잠들어버리고 마는 것이 어떤 것인지도 압니다."

의학대학원 시절, 학교를 향해 바삐 걸어가는데 노숙자가 길을 막았다. 그는 나에게 "선생님, 25센트 동전 하나 적선해주시겠습니까?"라고 말했다. 나는 이렇게 답했다. "동전을 드리고 싶은 마음이야 굴뚝같지만, 제가 지금 23만 2000달러에 달하는 학자금 대출을 어떻게 갚아야 할지 고민 중이라서요." 그러자 그가 주머니에 손을 넣어 1달러 지폐를 꺼내더니 내게 건넸다. "이거 받으세요. 얼마 안 되지만 조금이라도 도움이 되어드리고 싶네요." 그렇다. 실제로 일어난 일이다. 물론 나는 노숙자가 된 적이 없지만 그러한 상황에서 생존을 위해 먹는 것은 내가 겪은 일을 넘어선다는 것 정도는 상상할 수 있다.

이 장의 목적은 당신이 먹는 방식을 인식하고 확인하도록 만드는 것이다. 당신은 생존은 위해 먹는가 아니면 건강을 위해 먹는가? 오늘 당신의 건강은 어디에 있는가? 당신은 건강한 삶을 향해 나아가고 있는가 아니면 그저 생존하는 중인가?

건강에 대한 정보를 알려주고 싶은 마음이 앞서지만, 영양의 기초부터 파악하는 게 올바른 순서다. 당신의 잘못된 식습관을 바로잡아줄 영양에 대한 정보를 알게 되면, 질병이나 질환에 대한 두려움이 완화될 것이다. 내가 가장 중요하게 생각하는 것은 예방이다. 어떤 질문을 하고 그에 대한 답을 어떻게 적용할지는 독자인 당신에게 달려 있다.

인생의 경험은 우리의 가장 위대한 스승이다. 이제 내가 직접 배워서 경험하고 수년에 걸쳐 수많은 환자에게 소개한 그 지식과 노하우를 기쁜 마음으로 당신과 공유하고자 한다. 이 책의 초점은 식생활을 통한 건강 증진에 있다. 따라서 책의 상당 부분은 '건강한 아빠'에게 물어본 질문과 그에 대한 답변으로 구성될 것이다. '건강한 아빠'의 허락하에 내가 배운 것과 체득한 것, 적용한 방법을 공유할 것이다.

당신은 건강을 위해 보다 나은 식생활을 영위할 준비가 되어 있는가? 아니면 그저 생존을 위해 먹고자 하는가? 아니면 무엇보다 사교가 우선인가? 당신이 명심해야 할 중요한 사실 하나부터 밝히고 싶다. 건강을 위해 먹을 때, 사교와 생존을 위한 식생활도 원활해진다!

당신이 유전 표지인자를 뛰어넘도록 만드는 것이 진정 무엇인지 자세히 알아볼 준비가 됐는가? 당신이 다른 가족이나 친구와 다른 이유는 과연 무엇일까?

———

CHAPTER 02

당신의 건강 상태는?

음양 요소와 태도, 오행, 신체 유형, 혈액형은 당신의 건강과 어떤 관계가 있을까? 건강과 관련해서 당신이 다른 사람들과 그렇게 다른 이유는 무엇일까?

'병든 아빠'는 여유 시간이 생기면 정신을 맑게 하기 위해 직소 퍼즐을 맞추곤 했다. 아버지는 상자의 그림을 보고 퍼즐을 맞춰 나가곤 했는데, 종종 퍼즐 조각을 뒤집어놓고 그림을 맞춰 나가서 우리를 놀라게 했다. 사람들은 각각 다른 퍼즐 조각들로 구성된 존재라고 할 수 있다. 같은 퍼즐로 구성된 상대를 찾기 불가능할 정도로 사람들은 각기 독특하고 다르다. 때때로 우리는 상자가 "뒤집혀서 제시되든 제대로 제시되든" 답을 찾기 위해 상자 밖에서 생각해야 한다.

당신은 어떤 사람인가?

이 장에서는 우리가 다른 사람들과 어떻게 다른지 알아볼 것이다. 우리는 형제나 자매, 엄마나 아빠와도 다르다. 나는 이것이 대부분의 다이어트가 6개월 정도밖에 효과가 지속되지 않는 이유라고 믿는다. 계속 성과를 보려면 그 정도 기간 이후에는 다른 다이어트를 시도해야 한다. 건강 측면에서 자신이 어떤 사람인지 이해하면 당신은 효과가 있는 것과 없는 것을 보다 잘 구분하고 이해하게 될 것이다. 아울러 다이어트 의존도를 줄이면서 더 긴 수명을 누리게 될 것이다.

이 질문에 답하려면 내가 왜 남들과 다른가에 대한 기초부터 생각해봐야 한다. 왜 특정 음식은 나와 잘 맞는데 다른 음식은 그렇지 않은가? 왜 내게 효과 있는 다이어트가 내 직계 가족에게는 효과가 없고, 왜 또 어떤 것은 그 반대로 작용하는가? 당신이 다른 사람들과 왜 그렇게 다른지 이해하는데 도움이 되는 다섯 가지는 다음과 같다.

1. 음양의 이원성 또는 속성
2. 태도와 신념, 지역정서

3. 오행

4. 체형

5. 혈액형

음양의 이원성 또는 속성

음양의 원리는 간단하다. 이를 오행 원리와 결합하면 우리 자신을 이해하는 매우 유익하고 강력한 도구가 된다. 이 원리를 알게 되면 그에 따라 생활하고 싶어질 것이다. 음과 양, 두 힘은 항상 반대되고 적대적이다. 그렇기에 3장에서 나는 이를 "반대 법칙"이라고 칭할 것이다. 악이 있으면 선이 있고, 질병이 있으면 건강이 있으며, 더위가 있으면 추위가 있다. 이 원리는 태초부터 존재했으며, 동양에서는 이미 4000년 전부터 인식하고 적용해왔다. 이를 단순하고 이해하기 쉽게 설명하는 것이 나의 목적이자 의도다.

음의 힘은 팽창의 성격을 띠며, 빠르고 크게 커지지만 상대적으로 짧은 시간에 이뤄진다. 음은 우리를 생리학적으로나 정신적으로 팽창하게 만든다. 우리를 어지럽거나 어찔하게 만드는 요소는 본질적으로 음이다. 우리를 춥고 약하고 피곤하게 하는 것들도 음의 성질에 속한다. 예를 들면 물과 설탕, 알코올, 발효 과정, 날것,

매운 것, 두려움, 걱정 등이 그런 것들이다. 오늘날 대부분의 사람들은 음의 체질을 더 많이 보유하고 있다. 양의 힘은 수축의 성격을 띠며, 저장된 에너지로서 무겁고 조밀하다. 예를 들어 발효 과정에서 소금(양의 성질이 강함)은 채소를 수축시킨다. 소금을 너무 적게 사용하면 채소가 상하고 결국 썩는다. 소금이 지닌 양의 성질이 채소를 보존하는 것이다. 저장되는 기간이 길어지면 양의 성질이 많아진다. 양의 특징은 뜨겁고 에너지가 넘치며 활동적이다. 예를 들면 소금과 쓴맛, 고기, 조밀한 것, 농축된 것, 불, 조리 등이다.

음과 양의 조합

음과 양의 활동은 우리 안의 가장 깊은 부분에 영향을 미친다. 추우면 따뜻해지고 싶다. 더우면 몸을 식히기 위해 물을 찾는다. 끊임없이 변화하는 음과 양의 조건에 신체를 적응시키지 않으면 부정적인 결과를 초래할 수도 있다. 그렇기에 추운 곳에서 따뜻한 곳으로, 또는 그 반대로 이동할 때마다 식단을 신중하게 바꿔야 한다.

사람이 먹는 것은 무엇이든 신체나 정신 상태에 일정 부분 영향을 미친다. 날씨가 우리에게 영향을 미치는 것처럼 매운 음식, 신 음식 등 우리가 먹는 음식도 그러하다. 우리 몸에 들어간 음식은 차갑거나 뜨거운 느낌을 준다. 이것은 건강한 면역 체계를 유지하는 데 있어 핵심 요소다.

훌륭한 요리사는 한 가지 단순한 비밀을 알고 있다. 양의 도움 없이는 음이 맛있을 수 없다는 것이다. 소금을 적당량 첨가하면 맛을 내는데 도움이 된다. 소금을 치지 않은 감자는 제대로 된 맛이 나지 않는다! 품질을 높이려면 항상 그 반대를 더할 필요가 있다. 음과 양 사이의 자연스러운 끌림을 이해하는 지혜를 갖춘 사람은 자신의 욕망이 이 같은 지혜를 무색하게 만들도록 놔두지 않을 것이다. 반대 법칙의 두 힘을 자유롭게 받아들일 때, 우리는 통제되거나 압도되지 않는다. 반대는 자연이 의도한, 자연스러운 방식이다.

태도와 신념, 지역정서

당신이 어떤 사람인지에 영향을 미치는 태도와 신념, 그리고 지역정서는 무엇인가? 우리는 지구에 오기로 결정했다. 우리는 특정한 날짜와 시간에 특정한 장소에서 태어나 주변 환경의 영향을 받으며 성장한다. 우리는 '삶의 진정한 목적'이라는 계약서에 서명하고 지구에 왔지만, 출생 트라우마를 겪으면서 이 서약을 잊어버리고 여기에 오는 것에 동의했다는 사실도 망각한다. 그렇다고 해서 우리 영혼의 계약이 취소되는 것은 아니다. 그를 이행하는 게 보다 어려워질 뿐이다. 인생에서 벌어지는 사건들은 당신이 왜 여기에 있는지에 대한 대의적 이유를 찾고 당신이 누구인지 발견해 당신의 영혼과 연결하도록 돕는 지렛목이다!

고통은 동기부여 요소이기도 하다. 변화의 지렛목이기에 그렇다. 감각은 이 차원의 선물이자 축복이다. 중요한 것은 남들이 당신을 부족하다고 평한다는 이유로 자신을 사랑하지 않으면 당신은 그저 반응을 보이는 것일 뿐 자신이 누구인지 깨닫지 못하게 된다는 사실이다. 태도는 프로그래밍의 외부에서 유래한다.

지역정서는 환경이 잠재의식에 제공하는 가르침과 신념의 프로그래밍이다. 다시 말해, 그것은 당신의 이웃이며, 당신이 그것을 걸러낼 수 있을 만큼 나이 들기 전 환경에 의해 주입되는 프로그래밍이다! 또한 수세대에 걸쳐 당신의 이웃과 가족에게 전수된 뒤 다시 당신에게 전해진 신념이자 주변 사람들의 인식이다.

우리는 어떻게 프로그래밍되는가?

사람은 일곱 살이 될 때까지 심리적 또는 정서적 본성의 85퍼센트가 발달한다. 구체적으로 살펴보면 자궁에서 25퍼센트, 생후 1년 동안 20퍼센트, 그리고 생후 2년까지 20퍼센트 비율이라 할 수 있다. 두 번째 생일을 맞을 때면 심리 프로그램의 60퍼센트 이상이 형성되고, 이후 4년 동안 나머지 20퍼센트가 발달한다! "미운 세 살"이란 말을 들어봤을 것이다. 외부의 입력을 거부하고 자기 나름의 현실을 만들려는 나잇대라는 의미다. 외부의 입력을 거부하는 대신 자율성에 주목하는 이 연령대 아이들이 가장 많이 사용하는 단어는 "아니오"다. 하지만 혼자 힘으로 살아갈 수 있을 만큼 나이가 든 것도 아니고 무작정 주변 환경을 무시하거나 거부할 수도 없으므로 곧 자신의 감정을 억누르고 지역정서를 탐색하는 방법을 배우게 된다.

이웃 환경을 구성하는 사람들은 3가지 주요 그룹으로 나눌 수 있다. 이들의 믿음과 상호작용 방식이 당신의 프로그래밍을 결정한다. 지역정서를 구성하는 3가지 기본 그룹은 종교, 정부, 사회다. 심리적, 정서적 본성의 85퍼센트가 일곱 살 이전에 발달한다는 면에서 이는 곧 당신이 평생 동안 반응하게 될 프로그래밍이라고 할 수 있다. 당신은 그렇게 주어진 믿음을 통해 모든 감정을 개발하고 모든 생각을 걸러낸다. 이 프로그래밍에는 당신의 부모와 조부모, 증조부모, 고조부모 등 7세대에 걸쳐 254명이 관여한다.

———

나머지 15퍼센트는 일곱 살 이후에 결정하게 된다. 이때부터 우리는 상호작용하거나 반응하지 않을 선택의 자유를 누린다. 따라서 일곱 살 이후로는 점차 자신의 선택에 책임을 지게 된다. 현실에 대한 자신의 태도를 발전시키고, 자신의 신념에 책임을 지기 시작한다는 의미다.

우리는 7세대의 산물

우리에게는 7세대를 거슬러 올라가는 조상들의 감정적 특성이 모두 녹아들어 있다. 분노와 슬픔, 걱정, 두려움, 의욕 등 당신이 선택하는 감정은 질병이나 질환을 유발하는 태도를 형성한다.

만약 당신이 부모님의 감정을 이해한다면 좀 더 유연한 사람이 될까? 그렇다. 왜냐하면 그것은 당신이 보다 객관적이 된다는 의미이기 때문이다! 그러한 특성은 당신 내면의 감정적 측면에 가깝다. 특성은 유전적 특질에서뿐만 아니라 신체적 질병이나 속성에서도 나타난다. 앞서 말했듯이, 당신은 7세대 조상의 모든 감정적 특성을 수용하고 있다. 이는 곧 당신이 그들처럼 행동하면 비슷한 질병이나 속성이 발현하게 될 것이라는 뜻이다. 이것은 2형 당뇨병 또는 일부 암이나 심장 질환이 특정 가족에게서 발병하는 이유를 설명해준다. 이에 대해서는 4장에서 더 자세히 살펴보겠다.

당신의 심리적, 감정적 특성의 85퍼센트는 조상의 감정 프로그래밍에서 비롯된다. 당신이 화가 나면 당신의 (생각) DNA는 조상 중 한 명으로 되돌아간다. 당신이 사랑에 빠진다면 그 감정 역시 또 다른 (생각) DNA의 계단에서 유래한 것으로 추정할 수 있다.

당신의 조상이 지역정서의 영향을 받게 된 이유는 무엇일까? 여기 영향을 준 주요 요인은 종교와 정부, 사회다. 종교는 슬픔과 두려움으로 사람을 통제한다. 정부는 분노와 걱정으로 사람을 통제한다. 사회는 에고와 욕망으로 사람을 통제한다.

오행 이론

객관적인 태도는 건강을 유도하고 주관적인 태도는 죽음을 재촉한다. 이를 세분하면 여섯 가지 요소가 있지만, 신체의 주요 기능을 치료하거나 관리하는 데 이용되는 요소는 다섯 가지다. 여섯 번째 요소는 범주가 다르다. 그것은 영혼의 연결 또는 우리가 세상에 존재하는 목적과 관련 있다(달마수트라에서 논하는 차원이라 할 수 있다).

- 반응—'주관적'—태도의 오행

  걱정, 슬픔, 분노, 두려움, 에고(여섯 번째는 욕망).

- 상호작용—'객관적'—태도의 오행

  사려 깊음, 연민, 용서, 신뢰, 사랑과 수용(여섯 번째는 목적의식).

- 용서 과거의 슬픔과 분노를 풀어주거나 돌보는 것.

- 신뢰 미래의 걱정과 두려움을 풀어주거나 돌보는 것.

- 감사 현재의 에고나 욕망, 가식(자신이 아닌 다른 누구인 척하는 것)을 풀어주거나 돌보는 것.

기능 장애의 깊이

첫 번째 깊이 걱정은 미래의 무엇(돈이나 음식, 의복, 주거, 따뜻함 등)을 충분히 바라는 마음이다.

두 번째 깊이 슬픔은 과거에 사람들 사이에서 해결되지 않은 무엇(의견이나 판단 등)과 이뤄지는 의사소통이다.

세 번째 깊이 분노는 과거에 일어난 무엇(신체적 상해나 폭력 등)에 대한 반감이다.

네 번째 깊이 두려움은 미래에 일어날 수 있는 무엇(신체적 상해 등)에 대한 감정이다.

다섯 번째 깊이   에고는 당신이 아닌 누군가(지도자나 매우 중요한
            누군가)가 되려는 시도다.

여섯 번째 깊이   욕망은 당신이 얻지 못한 무엇(돈이나 명예 등)을
            원하는 마음이다.

기능 장애를 일으키는 기관과 태도, 그리고 오행

1. 흙   췌장(비장)과 위는 걱정 및 생각과 관련된다. 이
            들은 미래 시점의 유형적인 충족과 연결된다.

2. 공기 · 금속 폐와 대장은 슬픔, 의심, 논쟁과 관련된다. 이들
            은 과거 시점의 무형적인 판단과 연결된다.

3. 나무   간과 담낭(쓸개)은 분노 및 좌절과 관련된다. 이
            들은 과거 시점의 유형적인 폭력과 연결된다.

4. 물   신장과 방광은 두려움, 불안, 편집증, 불안과
            관련된다. 이들은 미래의 유형적인 무엇과 연
            결된다.

5. 불   심장과 소장은 에고 및 자아와 관련된다. 이들
            은 무형의 불인 가식과 연결된다.

6.	스파크	심낭과 삼초三焦(장기를 담은 체내의 세 영역)는 욕망 및 선택과 관련된다. 이들은 정체성이나 직함·신분과 연결된다. 이 모든 것은 무형의 환상이다.

체형

당신은 왜 형제, 자매 심지어 부모님과 다른지 생각해본 적 있는가? 인도의 고대 의학 아유르베다에서는 바다vada, 피타pitta, 카파 kapha 세 가지로 신체 유형을 나눈다. 서반구에서는 이들 세 유형에 외배엽형, 중배엽형, 내배엽형이라는 용어를 사용한다. 이것이 무슨 뜻일까? 쉽게 말해, 사람은 마른 체형, 중간 체형, 육중한 체형 중 하나라는 얘기다. 잠시 생각해보자. 당신이 마지막으로 특정 그룹이나 군중에 섞여 있을 때 또는 학교나 일터에서 다른 사람들과 어울렸을 때 당신의 눈은 무엇을 했는가? 분명 당신의 눈은 사람들을 관찰하고, 당신의 두뇌는 그들의 신체 유형을 판단했을 것이다. 인간으로서 우리는 자신을 다른 사람과 비교하는데 너무도 익숙하다. 우리는 종종 영화배우나 잡지 모델, 동료 직원과 자신을 비교한다. 이런 행동은 자신을 판단하고 자신을 낙담시키는 가혹한 생각을 하게 만든다는 점에서 위험하다.

세 가지 신체 유형은 정신적, 육체적 특성 및 속성을 대변한다. 당신의 특성이 균형을 잃으면 장애나 질병이 나타나기 시작한다. 이런 일이 발생하면 면역 기능이 떨어져 (자신을 사랑하지 않은 결과) 질병의 문이 열린다.

바다 유형	정신적으로 매우 집중하는 성향을 보인다. 이런 유형의 사람들은 항상 생각한다. 이들은 대개 마르고 앙상하며, 추운 날씨에 민감한 편이다. 이들은 정보를 빨리 파악하지만 잊는 것 역시 빠르다. 이들은 고통과 소음, 밝은 빛에 예민하다.
피타 유형	비교적 균형적이다. 이들은 상대적으로 소화 기능이 강하고, 중간 체력에 중간 체격으로 운동 신경이 발달한 편이다.
카파 유형	비교적 현실적인 성향을 띤다. 몸집이 탄탄하고 튼튼하며, 체력 및 지구력이 비교적 강하다. 또한 수면 욕구가 크고 성격이 완고한 편이다.

서반구에서는 사람의 체형을 다음과 같이 구분한다.

외배엽형	마르고 긴 체형으로 근육을 만들기 어렵다. 바다 유형과 비슷하다.
중배엽형	근육질의 균형 잡힌 몸으로 높은 신진대사율과 반응성 근세포를 보유하고 있다. 피타 유형과 비슷하다.
내배엽형	서양 배를 닮은 큰 몸집으로 체지방이 쉽게 축적된다. 카파 유형과 비슷하다.

그런데 사실 대부분의 사람이 어느 한 가지 체형에만 속하지 않는다. 우리는 두 가지 체형 사이에서 오락가락하거나, 두 가지 체형의 특성을 모두 보유하고 있거나, 일부는 세 가지 모두를 짊어지고 있다. 여기서 중요한 것은 그래도 어느 한 가지가 지배적인 모습을 보인다는 사실이다. 내가 말하려는 요점은, 당신의 DNA(유전적 구성)가 다른 이야기를 하는 것 같더라도 당신은 결코 가족과 똑같지 않다는 것이다.

　신체 유형을 이해하면 당신이 왜 다른 사람과 다른지 더 잘 알게 될 것이다. 이 주제를 더 알아보고 싶다면 신체 유형을 보다 잘 이해하는 데 도움을 줄 만한 좋은 책을 한 권 추천하고 싶다. 안드레아스 모리츠Andreas Moritz가 쓴 《건강과 치유의 비밀Timeless Secrets of Health and Rejuvenation》이 그 책이다.

요점은 당신의 신체 유형을 받아들여야 한다는 것이다. 모든 신체 유형에는 좋은 면과 나쁜 면 또는 부정적인 면과 긍정적인 면이 있다. 당신이 가진 것을 있는 그대로 수용하라.

혈액형

알다시피 혈액형에는 A, B, AB, O 네 가지가 있다. 먼저 강조하고 싶은 것은 혈액형에 따라 좋은 음식과 좋지 않은 음식이 있다는 사실이다. 여기서는 그에 대해 간단하게 다뤄볼 것이다. 더 깊이 있는 지식을 얻고 싶다면 피터 다마도Peter J. D'Amado 박사의 《혈액형별 올바른 식생활Eat Right 4 Your Type: Complete Blood Type Encyclopedia》을 추천한다.

친구들과 외식할 때 왜 서로 다른 음식을 시켜 먹는지 궁금한 적이 있는가? 음식을 선택하는 것에 대한 또래나 주변의 압력 때문일까? 아니면 테이블에 앉아 있는 사람들의 혈액형이 한 가지 이상이기 때문일까?

A형은 채식을 하고 단백질을 적게 섭취하는 것이 좋다. 대개 바다 유형의 체형이다. B형은 다양한 음식을 골고루 먹는 것이 좋다. 대개 피타 유형의 체형이다. AB형은 다양한 음식과 채식 비중을 높이는 것이 좋다. 대개 바다와 피타 유형의 체형이다. O형은 밀도가 높은 단백질 식품과 잘 어울린다. 대개 카파 유형의 체형이다.

요약하자면, O형은 고기를 더 잘 먹는다. A형은 곡물을 더 잘 먹는다. B형은 유제품을 더 잘 먹는다. AB형은 A형과 B형의 조합이다. 당신의 혈액형은 다른 사람과 다르며, 이것이 당신을 다르게 만든다. 특정한 다이어트 방법이 모든 사람에게 효과 있는 게 아닌 이유 중 하나다.

결론

지금까지 소개한 정보는 생각할 것이 많은 주제이지만, 간단하게 정리하면 당신은 너무 독특해서 다른 어느 누구와도 비교할 수 없다는 것이다. 퍼즐 조각이 서로 다르고 독특해서 어느 누구도 당신과 똑같은 구성을 갖출 수 없다. 물론 비슷한 점이 있을 테지만, 주요한 차이점이 존재하기 마련이다. 당신이 무엇을 먹는지에 영향을 미치는 요인은 매우 많다. 혈액형, 신체 유형, 현재 감정 상태,

음양 체질, 7대에 걸친 혈통의 감정적 특성, 지역정서에 따른 내적 태도와 신념 등이 작용하기에 그렇다. 이 모든 요소 사이의 상호작용을 이해하면 자신이 실로 얼마나 독특한 존재인지 깨닫게 될 것이다. 아버지나 할아버지가 당뇨병을 앓았다고 해서 당신에게도 당뇨병이 생기는 것은 아니다.

자신이 부모와는 다른 존재임을 깨닫고 어떤 사람인지 받아들이고 더욱 담대한 인생관을 갖고 전진할 준비가 됐는가? 선택은 당신의 몫이다. 다음 장에서는 단지 "내가 뜨거운지 차가운지" 물어봄으로써 무엇을 먹을지 결정하는 것이 왜 중요한지 알아볼 것이다.

CHAPTER 03

자연의 접근 방식에 담긴 음양 이원성

균형 잡힌 삶은 가능한가?

'건강한 아빠'와 함께 공부하기 시작한 이후, 그는 항상 내가 질문을 생각해내게 만들었다. 음양 이원성을 다루는 이 부분에서 내가 전개하는 이 주제에 대한 이야기를 읽으며 당신 역시 나름의 질문을 떠올려보기를 바라 마지않는다. 4000년 전부터 논의되어온 이 개념을 설명하면서 건강한 식생활 측면에서 음식 준비와 관련해 어떤 얘기를 들었는지 생각해보고 내가 하는 말과 다른 점이 있는지 확인해보라.

'건강한 아빠'는 "음과 양은 건강하고 균형 잡힌 식사를 선택하기 위한 접근 방식이 될 수 있다"고 말했다. 음양 접근 방식은 내게 처음에 많은 혼란을 안겨주었다. 때로 그것은 너무 복잡해 보였다. 그래서 대부분의 사람들이 이를 그저 회피하는 것인지도 모른다. 하지만 이는 매우 중요하고 또 필요한 개념이다. 음양의 이원성은 수치적 척도로 표현할 수 있다.

이해를 돕기 위해 한쪽에는 마이너스(음) 1에서 10이 새겨져 있고, 다른 쪽에는 플러스(양) 1에서 10이 새겨진 평형저울이 있다고 생각해보자. 눈금이 0에 가까울수록, 다시 말해 저울이 수평을 이룰수록 최적의 건강식이다. 눈치챘는지 모르겠지만, 0(균형 및 중성)은 모유, 말 그대로 엄마의 젖이다.

우리가 아무리 노력해도 음양 척도의 정확한 중심에서 완벽한 균형을 이룰 수는 없다. 하지만 음양의 원리를 적용해 그 목표를 달성하기 위해 노력할 수는 있다. 이 상반된 체계는 현재 우리를 음양 또는 냉온 극성과 관련시키는 상대적 관점 변증법이라고 할 수 있다(《음양 변증법의 상대적 관점이란 무엇인가?》를 참고하라). 우리는 이 상반된 체계를 통해 현재 우리가 어디에 위치하고 있으며, 원하는 위치를 어떻게 적용할 것인지 결정할 수 있다. 예를 들어, 우리는 너무 따뜻하면 시원함을 추가한다. 차가운 온도가 따뜻한 것과 어우러지면서 균형을 찾기 때문이다. 온도 관계에서 양의 균형을 맞추기 위해 음을 사용한 셈이다. 이런 원리를 모든 격차에 적용할 수 있다. 목이 마르면 물을 추가한다. 배고프면 영양을 추가한다. 피곤하면 휴식을 추가한다.

물론 원하는 만큼 균형이 잘 잡히지 않을 때도 있다. 너무 더워서 에어컨이 켜진 방으로 들어갔는데 원하는 만큼 빨리 체온이 식지 않는 경우가 그렇다. 하지만 그런 경우라도 시간이 지나면 균형에 가까워진다. 이것은 옳고 그름의 문제가 아니라 그저 음양의 원리일 뿐이다. 더울 때 고기 같은 양을 추가하면 양이 과도해진다. 그러면 당신은 더 뜨거워져서 괜히 심술까지 난다. 더 편안해지기 위한 목표와 멀어지는 것이다. 바로 이런 것이 음양의 원리다. 이는 당신이 편안함과 건강을 유지하는 데 있어 매우 중요한 요소다. 균형과 행복을 유지하고 싶다면 이를 당신의 선택에 활용해보라.

음양 비교의 평형저울

우리의 주된 목표는 균형을 찾는 것, 즉 음양 이론상의 중립 또는 0을 추구하는 것이다. 그러기 위해서는 당신의 현재 상태와 반대 방향으로 눈금을 높이거나 낮추는 것이 필요하다. 저울은 모유 같은 0에서 시작해 음이나 양으로 기울어지기 때문이다.

세계 인구의 60퍼센트는 음 쪽으로 치우쳐 있고, 20퍼센트는 균형을 이루며, 나머지 20퍼센트는 양 쪽으로 기울어 있다. 음과 양에는 기울기가 있다. 극단에 가까울수록 균형과 멀어진다. 마이너스 1은 음 중에서도 눈금의 양 쪽에 가깝다. 0에서 멀어질수록 음의 마이너스 성질이나 양의 플러스 성질은 더 커진다.

음의 성질이 강하면 춥고 약하고 피곤하고 움츠러든다. 양의 성질이 강하면 뜨겁고 강하고 활동적이고 외향적이다. 건강 측면에서는 플러스 4에서 마이너스 4 사이에 위치하는 것이 좋다. 그것이 보다 건강한 한도이기 때문이다. 극단으로 치우칠수록 균형을 찾는 게 어려워진다. 대부분의 질병은 플러스 4와 마이너스 4의 건강 범위 밖, 그러니까 플러스 5나 마이너스 5 이상에서 발생한다. 6이나 7 수준에 이르면 약물을 복용해야 하거나 만성 질환자로 분류된다. 플러스 10이나 마이너스 10은 너무 극단적이어서 살아 있는 게 아니라고 봐도 된다.

우리가 소비하는 것의 음 측면 척도

마이너스 1	뿌리채소
마이너스 2	채소 스톡(우려낸 국물, 육수)
마이너스 3	생채소 및 발효 채소
마이너스 4	장과(berry)
마이너스 5	키위, 사과, 바나나 등 달지 않은 과일 및 단맛이 적은 과일
마이너스 6	파인애플, 오렌지, 대추, 건포도 등 달콤한 과일
마이너스 7	과일 주스, 설탕
마이너스 8	물
마이너스 9	알코올
마이너스 10	화학제품

우리가 소비하는 것의 양 측면 척도

플러스 1	콩, 견과류 및 씨앗, 우유, 요구르트
플러스 2	곡물
플러스 3	생선
플러스 4	계란과 치즈
플러스 5	닭과 가금류
플러스 6	돼지고기
플러스 7	소고기, 붉은 살코기, 야생동물 고기
플러스 8	육포 같은 건조 고기류
플러스 9	미소된장
플러스 10	소금

'건강한 아빠'는 우리가 식재료에 열을 더해서 0에 가깝게 만들기 때문에 익힌 채소는 생채소보다 양 쪽에 가깝다고 말했다. '0'의 균형에서 멀어져 음 쪽으로 치우칠수록 당신은 음기가 세지고 약해진다. 이것이 바로 채식 식단을 엄격히 따르는 사람이 에너지가 고갈되고 감기 같은 간단한 질병에서 회복되는 데 더 오래 걸리는 이유다. 회복되는 데 얼마나 오래 걸리는지는 채식주의자가 되기

전에 양기가 얼마나 많았는지에 달려 있다. 양기가 아주 셌던 사람은 음이 양 에너지를 고갈시키기까지 몇 년 또는 최대 10년까지 음에 치우친 식생활을 유지해도 버틸 수 있다.

음양 변증법의 상대적인 관점이란 무엇인가?

아래 표는 음양 이원성과 관련된 여러 범주의 반대 쌍을 보여준다.

범주	음	양
성별	여성	남성
경향	확장	수축
위치	바깥쪽	안쪽
구조	공간	시간
방향	상승	하강
색상	보라, 청색	적색, 주황색
온도	차가움	뜨거움
무게	가벼움	무거움
요소	물	불
하늘	달	해
활동	느림	빠름
천성	수동적	적극적
원자	전자	양자
원소	K, O, P, C	H, As, Li, Na, Mg

범주	음	양
생물	식물	동물
농산물	과일 샐러드	시리얼, 콩
계절	겨울	여름
맛	단맛, 신맛, 매운맛	짠맛, 쓴맛
목소리	섬세함	시끄러움
빛	어두움	밝음
비타민	B, C	A, D, K, E
지역	북극, 극지방	열대
식생활	채식	육식
태도	부정적	긍정적
표정	온화함	화남
맥박	약함, 느림, 얇음, 비어 있음	빠름, 강함, 큼, 가득 참
품질	부족	과잉

진정한 음과 양, 순수한 음과 양

진정한 양(진양)	나무, 간―에너지, 힘, 운동
순수한 양(순양)	불, 심장―열과 순환
진정한 음(진음)	흙, 췌장―유지(의식주와 돈)
순수한 음(순음)	물, 신장―물과 냉기
평형물	공기·금속, 폐―필요한 에너지에 따라 음이나 양이 될 수 있음

위 표는 음양 이원성을 이해하는 데 도움이 된다. 이 둘의 차이점
을 이해하면 이원성 내의 이원성을 인식하는 데 도움이 된다. 이에
대해서는 자료를 통해 계속 설명할 것이다. 열린 마음을 유지하기
바란다. 이 장에서는 이 개념을 보다 깊이 이해하고 그것이 다섯
가지 요소에 관한 다음 장과 어떻게 연결되는지 생각해보는 것이
중요하다.

음양 균형을 이루는 모든 구성 요소는 서로 연결되어 있다. 그래
서 이 정보는 매우 중요하다. 한 영역의 결핍이나 과잉은 전체 시
스템의 균형을 무너뜨린다. 그래서 불을 끄려면 그 위에 물을 부
어야 하는 것이다. 순음은 순양의 균형을 돕는다. 당신이 에너지와
힘을 원한다면 진정한 연료, 즉 그에 적절한 음식을 섭취해야 한

다. 진음은 진양의 균형을 돕는다. 무엇이든 너무 많이 먹으면 진정한 양기陽氣를 다치게 된다. 진음(영양)은 에너지를 저장하고 진양(간)을 강화하는 재료를 제공한다. 진양은 영양을 몸 전체로 순환시키는 순양(심장) 에너지를 제공해 진음(췌장)이 결국 순양(불)을 지원하게 만든다. 따라서 땅에 영양이나 진음이 없으면 음식의 품질이 떨어져 간에 에너지를 저장할 수 없게 된다. 그러면 심장에선 양질의 혈액이 순환시키지 못해 당신은 약해지거나 음이 더 많아진다. 진음의 결핍은 '흙—췌장(비장)'과 '나무—간'의 연결을 원활하지 않게 만들어 신체의 힘을 약화시킨다. 쉽게 말해, 제대로 먹지 않으면 저장할 에너지가 없어 스스로 지탱할 수 없게 된다. 또한 양질의 음식을 먹지 않으면 힘이나 진양을 가질 수 없게 된다.

진음 없이 무언가를 하려고 애쓰면 그 활동을 유지하기 위해 신장의 기(에너지) 또는 고유한 기를 사용하게 된다. 다시 말해, 의지력과 기를 소모하는 아드레날린으로 살아가게 되는 것이다. 임무를 완수하기 위한 영양이 부족한 상태가 된다는 의미다. 이 경우 당신의 활동은 모두 당신의 진음을 소모하게 만든다. 당연히 당신은 무기력해진다. 당신은 신장의 기(순음)로 움직이기에 계속 활동하지만 열병 같은 열 증상을 일으키기 쉽다. 정상 체온인데도 과도한 두려움 또는 아드레날린으로 인해 손과 발이 축축해질 정도로 땀이 난다. 이것은 신장의 기가 낮다는 신호이며, 순음(물)이 손상 또는 고갈되었음을 뜻한다.

이렇게 순음이 고갈되는 것은 진음이 부족하거나 영양이 부족하기 때문이다. 좋은 생활방식 대신 의지력에 기대 살아가고 있는 것이다. 몸에 좋은 연료를 채우지 않으면 신장의 기(물 요소)에 의지할 수밖에 없다. 리듬과 속도 조절은 신장과 부신의 균형을 유지해주는 무엇이다. 음 측면에서 이 부류에 속하는 사람들은 허약하고, 생각과 걱정이 많고, 현실에 기반을 두지 못하며, 운동을 하지 않는다. 진음이 결핍되고 그럼에도 불구하고 순음으로 무언가를 할 때 이런 상태가 된다. 아드레날린에 의존해 살며 의지만 다지는 꼴이다. 코르티솔, 즉 스트레스 호르몬은 마약 같다. 설탕과 커피, 초콜릿, 메스암페타민(필로폰), 코카인, 크랙(코카인의 일종) 같은 것들은 잘못된 에너지 공급원이다. 생명을 유지하는 데 필요한 신장의 기에 매우 해로운, 극도의 음이기 때문이다.

음양에는 좋은 것과 그렇지 않은 것이 있다. 또한 음양계의 균형을 해치는 극단이 존재한다. 당신이 순수한 불만 보유하고 있다면 몸이 다 타버리고 말 것이다. 순수한 냉만 보유하고 있다면 몸이 다 얼어버릴 것이다. 차가움과 뜨거움에 대한 이해는 음양의 위대한 지표다. 차가움은 음, 뜨거움은 양과 동의어라고 할 수 있다.

음양과 탈수

탈수는 양의 과잉이나 음의 결핍으로 인한 결과다. 여름에 물이 충분하지 않은 상태에서 밖에 나가면 외부의 열로 인해 순양이 과도해진다. 그렇게 순양이 과도해지면 어떻게 균형을 잡는가? 순음과 물을 추가한다. 그런데 탈수는 진정 순음의 결핍에 불과할까? 영양이 고갈되어 순음을 소모하는 바람에 신체 내부에서 열을 일으키는 것은 아닐까? 이것은 진음의 결핍과 전해질 및 영양의 불균형을 보여주는 하나의 예다. 이런 경우에는 진음을 추가해 진음의 결핍으로 인한 열을 없애야 한다. 양의 과잉뿐 아니라 음의 부족도 열을 우세하게 만든다. 결핍은 더 많은 것을 인식하게 만든다.

양의 과잉은 더운 날씨에 밖에 나갈 때만 생기는 게 아니다. 그것은 진양—간의 문제일 수도 있다. 기름과 지방이 풍부한 음식을 너무 많이 섭취하면 몸은 따뜻해지지만 참을성이 없어지고 짜증이 나거나 화가 날 수 있다. 이것은 당신의 심장이 너무 세게 뛰고 있다는 증거다. 과도한 진양은 간 울혈을 증가시켜 땀을 흘리게 만든다. 이 경우, 심장이 너무 열심히 일해 내부의 열을 일으키고, 이는 뇌졸중을 유발하기도 한다.

음양, 극단 없는 균형을 찾아라

'건강한 아빠'가 내게 건넨 음양에 관한 자료를 살피다가 질문했다. "그럼 음양은 반대 법칙 같은 건가요?" 우리는 살아가면서 완벽한 기회나 완벽한 동반자, 완벽한 드레스, 완벽한 직업 등을 찾는다. 그런데 완벽한 것이란 대체 무엇인가? 반대 법칙은 양쪽 끝에 서로 대등한 가운데 반대되는 힘이 존재한다는 의미다. 중립을 원하는 힘도 있지만, 우리 주변에서 발생하는 끊임없는 변화 때문에 진정한 중립은 좀처럼 찾아보기 어렵다.

중립은 다른 말로 완벽(균형 또는 조화)이라고 할 수 있다. 우리 모두가 추구하지만 이런저런 면에서 다다르지 못하는 바로 그 상태다. 우리는 결코 그런 상태에 다다르지 못하기에 대부분의 시간을 자책하면서 보낸다. 아마도 이것이 이런저런 다이어트 방법이 유행을 타는 이유일 것이다. 우리는 모두 완벽한 청바지에 어울리는 완벽한 체형과 완벽한 체중을 갖길 원한다. 그러다가 노년에 접어들면 그저 건강하기를 원하고, 그렇게 많은 약을 챙겨 먹을 필요가 없기를 바란다. 그저 마음대로 움직일 수 있고, 아프지 않기를 바란다. 그리고 가능한 한 병원을 찾지 않게 되길, 가더라도 거기서 가능한 한 적은 시간을 보내게 되기를 바란다. 우리의 사이클은 항상 움직이고 진화한다. 따라서 현재 우리 건강 상태가 어떠한지 인식하는 것이 핵심이다. 우리는 부모님을 보면서 미래를 짐작할 수 있다. 단, 부모님의 유전적 요소를 보라는 것이 아니다. 그들의 생활방식과 신념 체계를 보라는 것이다. 그들은 주로 무엇을 먹으며 살았고, 그래서 지금 행복한가?

먹는 것은 중요하다. 우리는 음 쪽으로(즉, 약한 면으로) 너무 치우쳐 있거나 양 쪽으로(즉, 강한 면으로) 너무 치우쳐 있다. 양쪽 모두 나름의 영향력을 발휘한다. 음은 약하고 피곤하게 한다. 나의 전문 분야에 입각해서 이야기하자면, 곰팡이 발톱이나 섬유근육통 환자를 만들어낸다.

음은 마이너스 1에서 마이너스 10까지, 양은 플러스 1에서 플러스 10까지로 구분할 수 있다. 항상 중립을 찾으려고 노력하라. 우리의 목표는 바로 극단이 없는 균형, 즉 0에 위치한다. 현 상태와 반대를 취하는 것은 우리를 중립적인 위치에 가까워지도록 한다. 살아가는 데 있어 가장 중요한 질문은 다소 간단하다. 일어나서 잠자리에 들 때까지 다음과 같은 질문을 해야 한다. 나는 더운가, 아니면 추운가? 나는 약하고 피곤한가, 아니면 에너지로 가득 차 있는가? 이런 질문들로 당신이 무엇을 먹을지 결정해야 한다.

당신의 현재 상태가 음인지 양인지 이해하면서 먹어야 한다. 이런 개념은 당신의 상태를 이해하게 해주는 핵심 요소다. 이제껏 당신을 만들어온 요인에 대해 이야기했다. 핵심은 현재 살고 있는 주변 환경을 이해하는 것이다.

춥거나 시원하면 양 음식을 먹고 싶어질 것이다. 양 음식의 대표는 고기와 소금, 조리된 따뜻한 고체 음식 등이다. 이에 대해서는 생활방식을 다루는 장에서 더욱 자세히 설명하겠다.

그렇다면 차갑거나 따뜻한 음식을 먹는 게 왜 중요할까? 당신은 더우면 양의 극한을 피하기 위해 날 음식이나 몸을 차게 하는 음 음식이 생각날 것이다. 당신이 어디에 있는지에 따라 음식과 마실 것이 박테리아나 화학물질로 오염된 곳에서 나온 것이 아닌지 확인하고 싶을 것이다. 중국에서 날 음식을 먹지 않는 데는 이유가 있다. 인분을 비료로 사용하는 곳에서 날 음식을 먹으면 박테리아로 인한 문제가 생길 수밖에 없다. 음양의 기본 원리와 관계없는 이야기라고 생각할 수도 있지만, 그렇지 않다. 조리(양)는 박테리아(음)를 죽인다.

특정한 순간에 어떤 음식을 먹어야 하는지 어떻게 알 수 있을까? 일반적으로 음의 냉기로 인해 아플 때는 수프나 스튜를 먹어야 한다. 피곤하고 약한 상태에서는 육수로 끓인 수프나 스튜 등 채소나 곡물 등을 소화하기 쉽게 만든 음식을 먹어야 한다. 반면 양기가 많고 따뜻할 때는 샐러드나 신선한 음식을 먹고 생과일이나 채소 등으로 수분을 많이 섭취해야 한다. 덥지도 춥지도 않은 균형 상태라면 다양한 생과일과 채소, 조리된 음식을 먹는다.

나는 '건강한 아빠'에게 다음과 같은 질문을 했다.

"사람에게 알려진 가장 흔한 질병이 무엇인지 아세요?"

'건강한 아빠'는 한참 생각하더니 이렇게 되물었다.

"의료 행위 때문에 발생하는 의원성 질환?"

"아니요!"

"심장 질환?"

"아니요!"

"당뇨병?"

"아니요!"

"암?"

"아니요!"

"그럼 뭔데?"

그가 물었다.

나는 이렇게 답했다.

"핑계병이요. 우리는 항상 모든 일에 핑계를 대고 변명을 하잖아요."

———

당신이 먹을 음식을 선택할 수 있다는 것은 인생의 위대한 선물이다. 이런저런 핑계로 회피하지 말고 당신의 체온을 면밀히 살펴 올바른 음식을 선택하라.

바람직한 식생활 접근 방식

다음은 매일 아침, 점심, 저녁에 스스로 물어볼 수 있는 간단하고 기본적인 질문이다. 현재 내 기분은 어떤가? 내가 더운지 추운지, 기분이 좋은지 나쁜지에 따라 아침, 점심, 저녁 식사를 선택해야 한다. 한여름에 하루 종일 밖에서 일했다면 육즙이 줄줄 흐르는 스테이크는 너무 따뜻하므로 그다지 어울리지 않는다. 이 경우, 샐러드 위주로 식사하면서 생 연어로 단백질을 추가하는 것은 어떨까. 아침에 일어났는데 춥고 피곤하다면 블루베리를 곁들인 유기농 오트밀이나 스튜 한 그릇, 또는 코코넛 밀크를 곁들인 요구르트(풀을 먹여 키운 젖소의 우유로 만든 요구르트)같이 따뜻하고 영양가 높은 음식을 먹는다.

먹는 방법도 생각해봐야 할 문제다. 많이 씹고 조금씩 먹는 것이 가장 좋다. 그래야 소화가 잘 되고 밤새 장에서 부적절하게 발효되는 일이 일어나지 않는다. 게다가 더 많이 씹을수록 평소보다 더 적은 양의 음식을 먹게 된다. 식사할 때는 20분 동안 씹어야 만족감을 느낄 수 있다. 충분히 씹기만 해도 많은 양을 먹은 것처럼 포만감을 느낄 수 있다.

다이어트와 음양

대부분의 다이어트는 음이나 양의 극단으로 치우쳐 있기에 실제적인 효과가 있다고 하기 어렵다. 다이어트 식단은 당사자의 몸 상태에 적합하지 않기 마련이다. 개개인이 지닌 음양의 본성이 반영되지 않고 일반화한 방법이기에 그렇다.

세기의 다이어트 방법이라고 주장하는 것들을 흔히 보게 된다. 체중을 줄여주고 식생활로 인한 모든 문제를 해결해주며 당신의 인생을 행복하게 해줄 것이라고 약속하는 다이어트들 말이다. 이런 방법들은 하나같이 이런저런 것을 먹거나 이런저런 약을 삼키기만 하면 된다고 주장한다. 유명하다는 다이어트 방법들을 훑어본 결과, 알게 된 게 있다. 대부분의 다이어트가 짧은 기간 동안만 효력을 발휘하고 결국은 모종의 질병을 유발한다는 사실이다. 음 위주의 다이어트는 동물성 단백질을 피하고 채소와 과일, 주스만 섭취하라고 요구한다. 양 위주의 다이어트는 케톤 다이어트처럼 육류 단백질을 기반으로 하면서 탄수화물 함량이 높다는 이유로 중요한 곡물과 콩을 먹어선 안 된다고 강조한다. 그런데 탄수화물은 혈당의 균형을 유지하고 면역 체계를 개선하는 데 매우 중요한 역할을 한다. 따라서 탄수화물을 섭취하지 않으면 시간이 지남에 따라 에너지를 얻기 위해 설탕을 갈망하게 될 수밖에 없다.

음식과 음양

- 대표적인 음 음식은 채소와 과일, 음료 등이다. 특히 날 음식과 찬 음식이 이에 해당한다.
- 대표적인 중음 음식은 요구르트와 견과류, 씨앗, 콩 등이다. 일반적으로 시원한 음식이 이에 해당한다.
- 대표적인 양 음식은 고기와 소금, 농밀한 음식, 구운 음식, 조리된 음식 등이다.
- 대표적인 중양 음식은 곡물과 계란, 치즈, 생선, 해산물, 향신료 등이다. 주로 따뜻한 음식이 이에 해당한다.
- 빨리 자라고 잎이 많은 채소는 음의 성질이 강하다. 로메인 상추와 적상추, 아루굴라(이탈리아 요리에 많이 쓰이는 채소─옮긴이), 청경채, 케일, 시금치, 근대 등이 이에 해당한다.

- 자라는데 시간이 비교적 오래 걸리는 채소는 양의 성질이 강하다. 당근과 양파, 루타바가(스웨덴 순무), 순무, 무, 비트, 깍지 콩 등이 이에 해당한다.

체온은 식생활에 어떤 영향을 미치는가?

'건강한 아빠'는 종종 내게 "기분이 어때? 더워? 추워?"라고 묻곤 했다. 체온이 낮으면 음 상태라 더 많은 양의 따뜻한 음식이 필요하다. 체온이 높으면 내부의 불이 너무 뜨거워지는 상황을 걱정해야 하므로 시원한 음식이 먹고 싶어진다. 활활 타오르는 불 위에 생나무나 젖은 나무를 올려놓으면 쉽사리 불이 붙지 않는다. 센 불로는 그다지 좋지 않은 연료도 태울 수 있지만 불꽃 없이 서서히 타오르는 약한 불로는 좋지 않은 땔감을 태울 수 없다. 생 잎사귀 한 다발만 올려놓아도 불이 꺼질 것이다. 몸에 담이 끓는 것은 이렇게 불꽃 없이 연기만 스멀거리는 불이나 마찬가지 상태로, 강한 음의 증상이라고 할 수 있다.

소화가 잘 되지 않는 음식은 장 내 가스와 복부 팽만감, 부비강 문제, 두통 등을 유발한다. 음에 속하는 음식은 불을 식힌다. '건강한 아빠'는 이렇게 설명했다. 불이 너무 뜨거우면 어느 정도 냉각해야 한다. 그래서 소방관들이 급수 호스를 꺼내 물을 부어서 불을 끄려고 하는 것이다. 불이 빠른 속도로 엄청나게 커지면 더 오랜 시간 동안 물을 들이부어야 한다. 너무 큰 불이라면 물 뿌리는 것만으로는 효과를 낼 수 없다. 그런 경우에는 다른 방법을 동원해야 한다. 진음은 진양을 빨리 고치지는 못하지만, 끈질기게 시도하다 보면 결국은 효과를 보게 된다. 물론 불은 필요하다. 하지만 약간의 냉기를 통해 적절히 통제해야 한다. 5년 동안 산불과 싸운 경험이 있는 나는 이 이야기에 쉽게 공감할 수 있었다.

한 가지 예를 더 살펴보자. 애리조나의 무더운 여름 날씨에 밖에서 일하다가 고기를 먹게 되면 이중양(체온과 고기)으로 음이 부족해지기 때문에 짜증이 나게 된다. 양은 심술궂고 공격적이며 음은 소극적이다. 양 상태에서 뜨거운 음식을 먹으면 탈수 증상이 나타날 수 있다. 그러면 짜증과 심술이 나서 집에 돌아온 뒤 가족들에게 친절하지 않게 행동할 가능성이 크다. 신체 내부에서 경험하고 있는 것과 별도로 또 다른 문제를 겪을 가능성이 큰 셈이다. 양의 상태에서는 물이나 수박을 먹고 신선한 채소를 먹으면 시원하고 기분이 좋고 힘이 난다. 그러면 집에 도착해서 보다 즐거운 마음으로 쉬고 편히 잠자리에 들 수 있다. 아침에도 개운하게 깰 것이고, 몸의 기능과 정신 활동도 원활해질 것이다. 무더운 여름, 애리조나

야외에서 일한다면 채식을 늘리는 것이 중요하다. 담이나 울혈이 심하지 않다면 신선한 음식을 더 많이 섭취해야 한다.

더운 지방에 살고 있지만 실내에서 일한다면?

형광등과 블루라이트는 멜라토닌을 변화시키는 에너지를 방출하고, 그에 따라 강력한 결과가 야기된다. 뜨거운 외부를 피해 에어컨이 가동되는 실내 환경에 의존하는 사람이라면 추운 날씨에 노출된 경우와 마찬가지로 음이 너무 강해져서 신체가 취약해진다. 더운 지역에 살고 있어도 에어컨이 있는 차로 에어컨이 있는 집과 직장을 오가며 차가운 음식만 먹으면 (더위에 노출되지 않으므로) 음이 강해지고 신체가 약해진다.

추운 지방은 어떠한가?

애리조나 같은 더운 지방에 산다면 어쨌든 바깥의 자연적 더위에 일정 부분 영향을 받을 수밖에 없다. 야외 활동이라는 사치를 누릴 수 없을 정도로 추운 지방에 사는 사람들은 찬 음식과 음 음식 위주의 식생활을 영위하면 정말 심각하게 아플 수 있다. 그렇다! 당신이 살고 일하는 지역은 당신에게 영향을 미친다.

외부 환경은 사람들이 음식을 선택하는 데 영향을 미친다. 알래스카 같은 추운 지역에서는 채식주의자가 흔하지 않다. 추운 지방에서 채식주의를 고집하면 폐렴에 걸릴 가능성이 크다. 반면에 열대 지방에서는 육식을 고집하는 사람이 흔하지 않다. 더운 날씨에 뜨거운 음식을 먹으면 심술궂고 난폭해진다. 그러면 사고를 당하기 쉽고 심장병에 걸릴 위험도 높아진다. 음은 대개 일반적인 성질로 받아들여진다. 추우면 수프나 스튜, 고기 등 따뜻한 음식을 먹어야 한다. 쇠고기가 가장 따뜻하며 그다음은 닭고기, 양고기, 계란, 치즈, 생선 순이다.

선선한 기후에 좋은 음식은 무엇일까?

가장 추천하는 음식은 채소와 현미를 곁들인 닭고기 수프다. 닭고기는 체온을 올려주고 영양을 공급하며, 채소와 현미에 들어 있는 프리바이오틱스는 장에서 프로바이오틱스라는 좋은 균을 키워준다. 이것은 우리 몸의 균형을 유지하는 데 필수적인 면역 체계를 마련해준다.

좋은 면역 체계의 핵심 요소는?

체온이 높아야 면역력이 좋아진다. 몸이 따뜻하면 유익한 박테리아가 잘 자란다. 이것이 37도의 체온이 가장 좋다고 보는 이유다.

생선은 어떠한가?

음양 척도에서 볼 때 생선은 치즈나 계란, 닭고기보다 중립에 가깝다. 이 모두 생선보다 양의 성질이 약간 강하다는 뜻이다. 조개류도 생선보다 양의 성질이 강하다. 흰살생선은 붉은살생선보다 양의 성질이 약하다. 연어는 다른 물고기보다 양의 성질이 강하다.

연어가 물고기 중에서 양의 성질이 가장 강한 이유는?

연어에는 우리 몸에 좋은 오메가-3 지방이 가장 많이 함유되어 있다. 그래서 이 뚱뚱한 물고기가 양의 성질이 강한 것이다. 지방이 적을수록 양의 성질이 약하다. 고래가 수온이 1~7도 정도인 해양 깊숙한 곳까지 들어갈 수 있는 이유는 무엇인가? 지방질이 가득하기 때문이다. 고래는 몸 안쪽에 30~60센티미터에 이르는 지방질을 보유하고 있다. 몸에 단열재를 두르고 있는 셈이다.

익힌 음식과 날 음식의 차이는?

채소는 익히면 양의 성질이 강해진다. 음으로 치우쳐서 피곤하거
나 허약한 사람은 뿌리채소를 조리해서 먹으면 좋은 효과를 볼 수
있다. 음 당뇨병의 경우, 음이 강한 생채소는 피해야 한다. 이것이
양 당뇨병 환자가 호흡기 질환이 없는 한 생채소를 먹으면 좋은 이
유다.

과일은 어떠한가?

과일은 채소보다 음의 성질이 강하다. 생과일은 음의 극단으로 치
우쳐 있다. 알래스카에서 영하 30도의 겨울에 주로 신선한 과일을
먹는다면 폐에 문제가 생길 것이다. 왜 그럴까? 체온이, 특히 장
내부 온도가 너무 낮아져 유익한 박테리아가 자랄 수 없기 때문이
다. 그로 인해 가래가 생기고 호흡기에 문제가 발생해 폐렴으로 발
전하게 된다. 연결성이 보이는가? 두 음과 양이 합쳐진다고 해서
양이 되는 건 아니다.

───────

의학에서 짝을 이루는 장기가 있다는 것은
무엇을 의미하는가?

짝을 이루는 기관은 구축 및 분해, 상승 및 하강 같은 본질 및 기능의 시너지 효과를 발휘하는 시스템으로서 음양의 기본 통찰에 속한다. 음 기관은 정 精을 만들고, 양 기관은 그 정 精을 저장하고 사용한다. 이것이 두 기관이 원소의 본질로 연결되는 방식이다. 건강한 신체를 이루고 이를 유지하려면 이것을 이해해야 한다. 서로 짝을 이루고 연결되는 장기가 있음을 이해하면, 예를 들어 폐와 대장이 서로 어떤 영향을 미치는지 쉽게 이해할 수 있다. 폐와 장이 체온 유지 기능을 원활하게 수행하면 폐에 가래가 끓지 않는다. 우리가 음식을 먹는 주요 목적 중 하나는 체온을 유지하는 것이다. 당신이 섭취하는 음식의 종류는 체온에 영향을 미친다. 정상적인 체온이 유지되면 장에서 유익한 박테리아가 증식하고 폐렴에 걸리지 않을 수 있다. 이 주제에 대한 자세한 내용은 4장에서 논의할 것이다. 4장에서는 오행을 다루며 음양이 그 다섯 가지 요소에 어떻게 연결되는지 알아볼 것이다.

　사람들은 음양 개념의 이원성을 제대로 이해하지 못한다. 그래서 건강 유지의 연결성과 중요성을 인식하지 못하는 것이다. 다음

———————

은 균형과 건강을 유지하도록 돕는 상반된 힘인 음양 이원성을 드러내는 쌍에 대한 몇 가지 예다. 뜨거움과 차가움, 내부와 외부, 상승과 하강, 본질과 기능 등이 그것이다. 이들은 모두 쌍을 이루는 기관의 속성이기도 하다. 건강은 돈이나 소유물보다 더 가치 있는 진정한 선물이다. "건강이 곧 재산이다." 건강을 잃으면 재산도 잃게 된다.

중립을 유지하려면?

나는 건강하게 태어났다. 어머니는 집에 있는 식구들이 모두 아픈 상태여서 내가 태어나고 나서 며칠 더 병원에 있게 했다가 집에 데려왔다고 했다. 유년기 나를 고통스럽게 했던 알레르기나 천식 같은 질환이 발병한 것은 네 살 때 첫 예방접종을 받고 난 이후였다.

앞서 언급했듯이 모유는 모든 것의 출발점이다. 모유는 모든 음식 중 가장 중립적이다. 모유는 단백질과 포도당, 미네랄 등으로 구성된다. 음 척도에서 볼 때 마이너스 6 또는 마이너스 7 상태의 채식주의자라면 어느 정도의 양을 추가해 균형을 맞춰야 한다. 이 경우 닭고기나 돼지고기, 소고기 등이 도움이 된다. 음의 극단 쪽으로 너무 치우쳐진 사람은 어느 정도 몸을 덥혀줄 음식을 찾아야 한다. 과일과 채소를 주식으로 삼는 사람은 고기와 익힌 음식 같은 양 에너지가 필요하다. 반면 고기만 먹고 사는 사람은 음을 북돋는 음식(생과일과 채소)을 추가해야 한다. 감자는 다른 녹말 식품에 비해 음의 성질이 강하다. 칼륨이 많이 들어 있기 때문이다. 감자에 소금을 넣는 것이 자연스러운 이유는 무엇일까? 소금은 양이기 때문이다. 신기하지 않은가? 우리는 예로부터 이유도 모른 채 이렇게 해왔다. 몸이 아프고 가래가 끓을 때 대개 샐러드를 먹으면 나을 거라고 생각하지만, 그런 음식은 오히려 우리를 균형에서 더 멀어지게 하고 더 아프게 한다. 몸이 말하는 것을 이해하고 그에 따라 행동하는 것이 자연스러운 방식이다. 음과 양은 특정한 상황에서 무엇을 해야 할지 알려주는 열쇠다.

결론

일상적으로 음양의 균형을 맞춰 먹는 것이 평생 건강하게 살 수 있는 기본 조건이다. 이것이 바로 자연적인 균형 생활방식이다! 자연적인 균형 생활방식은 행복과 웰빙의 진정한 열쇠다. 당신은 균형 있게 먹고 균형 있게 살아야 한다. 하지만 균형을 유지하기 위해 약물이나 화학물질, 비타민, 의료 절차, 심지어 허브 및 일부 자연 요법 같은 극단적인 치료법에 의지해서는 안 된다. 균형이 틀어진 생활방식을 바로잡는 것은 매우 어렵지만, 음양과 오행 원리를 알면 단순한 자연적 생활방식으로 다시 균형을 잡는 것이 힘들지 않을 것이다.

매일 자신에게 물어야 하는 중요한 질문은 다음과 같다. '내가 더운가, 아니면 추운가?' '나는 약하고 지쳐 있는가, 아니면 강하고 기운이 넘치는가?' 이것이 내가 하루를 시작하는 방법이며 식사할 때마다 그날 필요한 것을 결정하는 방식이다. 여기에서 다이어트의 가장 큰 단점을 찾을 수 있다. 수많은 다이어트 방법이 당신에게 무엇을 먹어야 한다고 알려주지만, 당신의 기분이 어떤지는 전혀 고려하지 않는다. '건강한 아빠'에게 질문하면서 나는 식생활에 접근하는 방식을 완전히 바꿨다. 위의 간단한 질문을 스스로에게 던지다 보면 내면의 변화를 깨닫게 될 것이다. 이는 건강한 은퇴 생활을 누리는 데 있어 핵심 원칙이 될 것이다! 음양 척도에서 당신은 어디에 위치하는가?

CHAPTER 04

오행

삶을 너무 진지하게 받아들이는 것은 조기 사망의 지름길이다

신체 시스템을 점검하고 균형을 유지하는 다른 방법이 있을까? 첫 번째 통풍 발작은 밤에 발생하고 심장 발작은 오후 중반에 발생하는 이유는 무엇일까? 면역 체계의 취약함과 호흡기 감염에는 어떤 상관관계가 있을까?

학창 시절 나는 무언가 외워야 할 때면 연상법을 이용했다. 예를 들어, 누군가의 이름을 기억해야 한다면 내가 아는 사람과 연결시키는 식이었다. 시험 때 많은 것을 외워야 할 때도 해당 항목들을 나에게 친숙한 다른 것들과 연관 지었다. 연상법은 우리 신체 기관과 그 기관에 연결된 요소와 관련해 영양을 이해하는 하나의 방법이 될 수 있다. 그 연결성을 이해하면 신체 부위가 서로 어떻게 연관되는지 더 잘 이해할 수 있다. 예컨대 대장은 폐에 대해 무엇을

알려주는가?

자연에는 우리에게 영향을 미치는 요소들이 존재한다. 이 요소들은 에너지다. 물, 흙, 불, 공기, 나무 등 모두 우리에게 익숙한 요소들이다. 이 다섯 가지 요소는 다양한 하위 집합을 가지고 있다. 자연의 하위 집합을 살펴보면 쉽게 이해할 수 있다. 각 요소는 나름의 속성을 지닌다. 물에는 습함이 있고, 공기에는 가벼움이 있다. 불에는 뜨거움이 있고, 흙에는 무거움이 있다. 우리는 자연의 이러한 요소가 각각의 상황에서 우리에게 어떻게 적용되는지 알아야 한다.

이 장의 목적을 위해 나는 각 요소를 영양과 연관시킬 것이다. 다시 한번 말하지만 다섯 가지 요소는 흙과 금속·공기, 나무, 물, 불이다. 서반구에서는 공기를 금속으로 간주한다. 이들 가운데 서양 사람들이 잘 알지 못하는 요소가 바로 나무다. 나무는 근육과 힘줄을 다스린다. 서양인들이 가장 이해하기 힘들어하는 부분이다.

추울 때 우리는 따뜻함, 즉 불을 원한다. 공기를 원할 때는 깊게 숨을 쉰다. 배가 고파 무언가 먹고 싶어질 때는 흙 요소를 이용한다. 유연하면서 강한 것을 원하면 나무를 사용한다. 목이 마르면 물을 마신다. 각각의 요소가 사람에게 미치는 영향은 각기 다르다. 그 점을 이해하면 우리 몸 상태를 보다 이롭게 바꾸는 데 이용할 수 있다. 다른 모든 것은 이 다섯 가지 요소의 세부 사항일 뿐이다. 이를 염두에 두고 식단이나 태도 체계를 변경하면 스스로 건강을 조절할 수 있다.

오행은 신체의 특정 부위와 관련 있는가?

다섯 가지 요소는 에너지를 보유하며 신체의 영역과 관련 있다. 예를 들어, 경락 침술을 보면 에너지 포인트가 시작되는 곳에서 끝나는 곳까지 기관의 경락선에 떨어지는 위치를 알 수 있다. 이는 대개 몸의 양쪽, 즉 오른쪽과 왼쪽으로 구분된다. 또한 신체 내부에서 일어나는 수천 가지 기능과 연관 있다.

신체 경락선

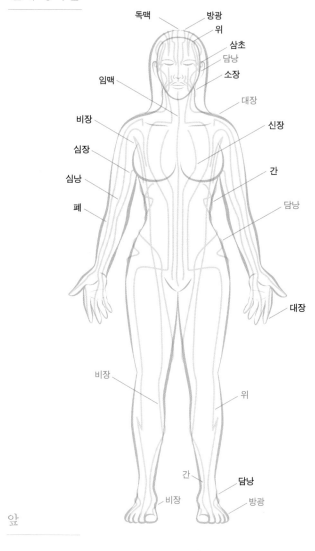

독맥　　방광
위
삼초
담낭
소장
임맥
비장
심장
심낭
폐
대장
신장
간
담낭
대장
비장
위
간　담낭
비장　방광

앞

12개의 주요 경락	위 경락·비장 경락·소장 경락·심장 경락·방광 경락·심낭 경락
	삼초三焦 경락·담낭 경락·간 경락·폐 경락·대장 경락
두 중심 경락선	임맥任脈·독맥督脈

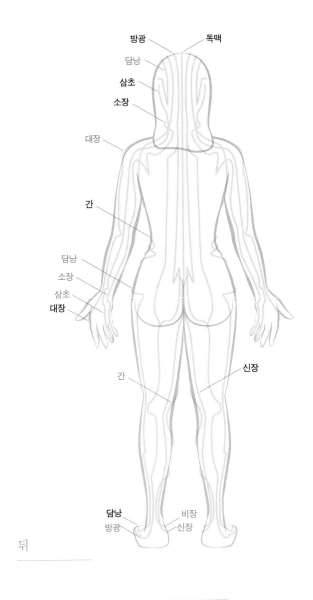

방광　　독맥
담낭
삼초
소장
대장
간
담낭
소장
삼초
대장
간　　　　신장
담낭　　비장
방광　　신장

뒤

각 요소는 기관과 특정한 관계를 갖는다. 그런 기관들을 1차 기관 또는 본질 기관이라고 한다. 본질 기관이 없으면 생명을 유지할 수 없다. 신체 기능과 생명 유지에 필수적인 기관이기 때문이다. 흙은 췌장, 불은 심장, 나무는 간, 물은 신장, 공기·금속은 폐와 상관 있다. 곰곰이 생각해보면 본질 기관과 다섯 요소의 연결은 매우 직관적이다. 불과 관련된 심장을 생각해보라. 심장은 몸 전체에 온기를 펌프질해서 몸이 일정한 온도를 유지하게 한다. 집에 있는 난방 장치와 유사하다. 몸이 일정한 온도를 유지하길 원한다면, 심장을 통한 순환이 원활하게 이뤄지도록 해야 한다.

산소는 프라나prana(산스크리트어로 에너지, 생명력을 의미한다—옮긴이) 기氣라는 에너지를 세포에 제공하기 위해 폐가 섭취하는 정수다. 폐는 숨을 통해 공기를 들이마시고 내쉬는 기관이다. 신체는 외부에서 들어온 산소의 정수를 혈액에 압축해 넣고, 그럼으로써 포도당을 연소해서 영양소 기氣라는 또 다른 종류의 에너지를 생성한다.

물은 신장과 관련 있다. 우리는 신장을 통해 신체의 전해질과 체액의 균형을 맞춘다. 일정량의 물에는 일정량의 미네랄이 있다. 신장은 체액을 일정 수준으로 유지한다. 예를 들어, 칼륨이 너무 많으면 화장실에 더 많이 가게 된다. 너무 긴장하면 화장실을 더 자주 찾게 되는 것과 같은 이치다. 신장은 물리학뿐만 아니라 감정에도 영향을 받는다. 신장은 혈장의 미네랄을 조절해 체내 수분 균형을 유지한다.

흙 요소는 곧 췌장이다. 췌장은 효소라고 불리는 정수를 생성해 영양소를 이용할 수 있도록 돕는다. 그러한 효소 중 하나가 인슐린이다. 효소는 소화계에 들어가 음식물을 분해해서 몸에 영양을 공급한다. 인슐린은 혈액에 들어가서 몸에 에너지로 사용되는 당을 공급한다. 흙 요소는 영양을 관장하며 영양소 기라고도 한다.

위의 다섯 가지 필수 기관 중 하나라도 없으면 생명을 유지할 수 없다. 다섯 요소에는 각각 서로 짝을 이루는 기관이 관련돼 있다. 뒤에 나오는 〈다섯 가지 요소의 특성〉을 보면, 흙 요소에는 위와 비장이 관련되어 있음을 알 수 있다. 여기에는 오름(상승)과 내림(하강) 작용이 수반되며, 사물을 분해하거나 제거하는 역할을 한다. 상승 작용은 올라가는 데 필수적이다. 이는 본질을 만들고 신체를 키운다. 생명을 유지하기 위해 반드시 갖춰야 한다. 기능 기관은 필수 기관의 관리자 또는 용기(그릇)라고 할 수 있다.

심장은 소장과 짝을 이룬다. 소장은 영양분에 효소와 박테리아를 혼합해 혈액에 흡수시키고, 심장은 그 혈액을 순환시킨다. 췌장은 흙 요소와 관련된 위장과 쌍을 이룬다. 위는 음식을 액체 상태로 분해한다. 그렇게 위라는 용기는 음식을 녹여 소장으로 보낸다. 신장은 물을 담는 용기인 방광과 짝을 이룬다. 방광은 용변을 볼 수 있는 상황이 될 때까지 체액과 신장의 노폐물을 보유한다. 폐는 대장과 쌍을 이룬다. 대장은 음식을 소화하고 체액을 흡수하는 능력이 있다. 또한 음식에 작용하는 박테리아를 배양해 풍부한 박테리아가 지속가능한 생태계를 만든다. 대장에서 좋은 생태계를 유지해야 양질의 혈액을 생성할 수 있다. 대장은 그렇게 면역 체계의 균형을 유지한다. 간은 담낭과 짝을 이룬다. 담낭은 담즙이 들어 있는 용기로, 담즙을 장관腸管에 분비해 기름을 분해하고 유화시켜 혈액으로 들어가게 돕는다. 담즙은 간에서 생산되어 담낭에 농축 저장된다. 간은 췌장과 같은 방식으로 작용해 음식의 분해를 도와 몸에서 용해되고 제거되게 한다.

모든 기능 기관, 즉 양 기관은 필수 영양소를 보유하거나 처리해서 신체에 동화될 수 있는 형태로 변형시킨다. 췌장은 탄수화물과 단백질을 소화하는 효소를 만든다. 위장은 음식을 액화하며 소장에서 단백질과 전분을 분해하는 데 필요한 효소를 생성한다. 간은 지방을 유화하는 담즙을 생산한다. 담낭은 지방의 유화를 돕기 위해 소장으로 분비되는 담즙액의 저장고다. 지방이 소장 내벽을 통해 혈액으로 흡수될 수 있는 영양소로 전환되면 간은 이를 세포가 사용할 수 있도록 화학적으로 변화시킨다. 췌장과 간은 비슷한 방식으로 작용한다. 둘 다 같은 관을 통해 소장의 첫 번째 부분인 십이지장으로 효소나 담즙을 분비한다. 이 분비물은 음식이 분해되어 혈액으로 들어갈 수 있도록 돕는다.

다음 표는 기관의 본질과 기능 기관과의 연관성을 정리해놓은 것이다. 이것을 짝지어진 기관계라고 한다.

짝을 이루는 장기

본질 기관	기능 기관
폐	대장
췌장·비장	위
심장	소장
신장	방광
간	담낭

오행과 서양 의학 모델

각 요소가 각 범주에서 무엇을 관리하는지 알 수 있도록 다음 표에 정리해놓았다. 예를 들어, 나무를 보자. 태도 목록으로 내려가 나무 요소로 이동하면 분노와 연관돼 있음을 알 수 있다. 이 장의 뒷부분에서 분노가 당신의 몸에 어떤 영향을 미치는지 자세히 논의할 것이다.

이 표를 설명하는 것만으로도 수천 페이지 분량의 글을 쓸 수 있다. 셀 수 없이 많은 시간을 투자해 토의하더라도 모든 범주에 대해 상세히 설명하기는 어려울 것이다. 방대한 정보에 압도당하지 않고 편안한 마음으로 핵심을 간파할 수 있도록 우리의 목적에 부합하는 주요 사항 위주로 정리했다. 이것이 4000년 이상 사용되어온 개념이자 원리라는 사실만 명심하기 바란다.

다섯 가지 요소의 특성

범주	흙 요소	금속 요소
정도/깊이	1	2
음 기관	비장	폐
음 점성술 별자리	게자리	양자리
양 기관	위	대장
양 점성술 별자리	쌍둥이자리	황소자리
태도	걱정	슬픔
속성	사고	논리
긍정적인 기분	상상력	조직화
	공감	논리적
부정적인 기분	우유부단	우울
	의심	비판적
색상	노란색	흰색
연령	1~15세	16~30세
시간—음 기관	오전 8:00	오전 4:00
시간—양 기관	오전 10:00	오전 6:00
조직	근육·힘줄	피부

나무 요소	물 요소	불 요소
3	4	5
간	신장	심장
물고기자리	전갈자리	사자자리
담낭	방광	소장
물병자리	천칭자리	처녀자리
분노	공포	가식
감정	도덕	욕망
계획	의지력	즐거움
결정	활력	활동
짜증	불안정	비웃음
공격적	편집증	수다스러움
녹색	파란색	빨간색
31~45세	46~60세	61~75세
오전 2:00	오후 6:00	오후 12:00
오전 12:00	오후 4:00	오후 2:00
혈액	뼈	혈관

범주	흙 요소	금속 요소
계절	늦여름	가을
기후	습함	건조함
소리	노래	울음
맛	단맛	매운맛
냄새	향기로움	썩음
자세 · 상태	앉기	눕기
인체의 구멍	입	코
체액	타액	콧물
분지 分枝	입술	호흡
손가락	엄지	약지
처치	식이	호흡
물리적 변화	흐느낌	기침
방향	중심	서쪽
피부색	누르스름	회끄무레
밀도	응축	고체
에너지	하향	고형
음계	솔(G)	미(E)
질문	누가	무엇을

나무 요소	물 요소	불 요소
봄	겨울	여름
바람	추움	더움
한숨	신음	웃음
신맛	짠맛	쓴맛
산패	부패	불에 탐
눈 피로	서기	걷기
눈	귀	혀
눈물	오줌	땀
손톱	머리카락	체모
중지	검지	소지
심리적	육체적	영감
움켜잡음	떨림	안절부절 못함
동쪽	북쪽	남쪽
녹색을 띰	잿빛을 띰	불그스름
기체	액체	플라스마
상향	부동浮動	활성
도(C)	파(F)	라(A)
어느 것을	어디서	언제

범주	흙 요소	금속 요소
요일	토요일	금요일
달	초승달	하현달
행성	토성	금성
영양소	탄수화물	단백질
동물성 식품	쇠고기	가금류
곡물	기장, 수수	쌀
채소	둥근 식물	작은 식물
과일	단 과일	사과, 배

나무 요소	물 요소	불 요소
목요일	수요일	화요일
상현달	그믐달	보름달
목성	수성	화성
지방	소금	각성제
야생동물 고기	돼지고기	양고기
밀	콩	옥수수
새싹	뿌리	잎 많은 큰 식물
핵과	장과	멜론

다섯 요소는 모두 시계처럼 작동한다. 이 시계에는 시곗바늘들이 있으며, 모두 함께 작동한다. 분침과 초침은 둘 다 우리가 관리할 수 있는 시간의 균형을 나타낸다. 다섯 요소는 우리 삶을 관리하는 경영진이라 할 수 있다. 다섯 요소가 모두 잘 작동하면 건강하게 살 수 있다. 그러나 하나라도 제대로 작동하지 않으면 건강할 수 없다.

췌장은 흙 요소의 위장과 어떻게 상호작용하는가?

췌장은 위와 십이지장에 효소를 분비한다. 위는 음식이 녹을 때까지 머무는 장소다. 이 상호작용은 음식의 소화를 돕는다. 이 상호작용이 없으면 효소가 음식을 분해할 수 없다. 소화는 음식을 씹는 입에서부터 시작된다. 음식을 잘 씹지 않으면 위에서 액화하기 위해 염산(HCL)을 추가해야 한다. 하지만 몸이 너무 허약하거나 음 상태인 경우, 음식을 액화하기에 충분한 염산이 나오지 않는다. 그래서 먹는 음식의 종류와 조리 방법에 신경써야 하는 것이다. 나이가 들수록 위에서 생성되는 염산(양)이 줄어든다. 그래서 음식을 소화하는 능력이 떨어지는 것이다.

대장은 공기·금속 요소의 폐와 어떻게 상호작용하는가?

폐는 산소를 흡입하는 기관이다. 폐에 가래가 끼면 그 능력이 저하될 수밖에 없다. 폐에 대해 이해해야 할 한 가지 중요한 점은 산소를 흡수하기 위해선 폐가 촉촉해야 하지만 눅눅하거나 젖어서는 안 된다는 것이다. 폐에 가래가 없으면 호흡이 원활해진다. 그렇다면 가래는 왜 만들어지는가? 대장에서 박테리아와 소화가 불균형을 이루면 발생한다. 대장도 건조하면 안 된다. 촉촉해야 한다. 이 두 기관의 적절한 액체 균형이 이뤄져야 한다는 얘기다.

화학물질이나 병원균에 오염된 음식, 정크푸드 등은 잘 소화되지 않아 대장에 오래 머물러 있다 보니 상하기 쉽다. 그러면 대장의 화학 작용이 약화되고 좋은 균이 자라지 못한다. 이 경우 신체의 면역 체계가 작동해 림프구라는 백혈구를 생성해 균류나 곰팡이, 바이러스, 나쁜 박테리아를 추적한다. 그 결과, 몸에서 병원체를 제거하는 데 도움이 되는 점액이 형성된다. 그것이 바로 가래(담)다. 가래는 폐와 대장 내부 표면에서 형성되어 폐와 부비강, 심지어 유스타키오관(중이와 인두를 연결하는 관. 귀 내외부의 압력을 같게 조절하는 작용을 한다—옮긴이)에 울혈을 유발한다. 폐렴은 폐가 가래로 가득 차서 산소 결핍을 초래하는 질환이다.

내가 아는 한 남자는 병원에서 울혈성 심부전이 있다는 진단을 받았다. 그가 아픈 진짜 이유는 찬 음식을 너무 많이 먹고 살아서 생긴 호흡곤란 때문이었다. 몸이 너무 차가워져서 좋은 균이 자라지 못한 탓에 가래가 끓어 호흡곤란을 일으키고 심장에 압박을 준 것이다. 그래서 어떻게 됐을까? 음양오행 원리를 바탕으로 그의 상태를 살펴보자 심부전이 아니라 산소 결핍이었음이 드러났다. 나는 그가 소화기 계통의 균형을 맞출 수 있도록 도왔다. 그러자 폐의 가래가 없어지고 심장이 정상으로 돌아왔다.

가금류는 성질이 따뜻해서 폐에 이롭다. 나는 이 남자에게 전분이나 다른 단백질을 추가하지 않은 닭고기 수프를 권했다. 섬유질을 섭취하기 위해 채소와 열기를 더하기 위해 생강을 약간 추가했을 뿐이다. 그는 3일 만에 병원에서 퇴원했고, 2주 만에 여행을 갈 수 있을 만큼 건강해졌다.

간은 나무 요소의 담낭과 어떻게 상호작용하는가?

담낭은 담즙을 저장하는 기능 기관이다. 나쁜 지방인 수소화 지방이 많은 정크푸드에 포함된 저밀도 지질단백질(LDL)을 너무 많이 섭취해서 간에 울혈이 생기면 간에는 일종의 정체가 발생한다. 간은 30초마다 우리 몸 전체의 혈액 공급량 중 20퍼센트가 통과하는 기관이다. 간에 울혈이 생기면 정체를 뚫고 혈액이 통과하도록 하기 위해 심장은 더 세게 펌프질해야 한다. 즉, 혈압이 상승한다. 간의 정체는 담즙 생성을 감소시키기도 한다. 담낭에서 지방을 분해하거나 유화시키는 담즙이 부족해지는 것이다. 또한 담석이나 슬러지로 담낭이 막히면 지방 소화력이 떨어진다.

신장은 물 요소의 방광과 어떻게 상호작용하는가?

방광은 신장의 노폐물을 저장하는 곳이다. 노폐물을 배출하기 편한 상황이 되기까지 저장소 역할을 하므로 사회적으로 의미있는 기관이라 할 수 있다. 우리 신체는 소변이 조금씩 계속 새어나가도록 하는 대신 저장해두었다가 적절한 곳에서 한꺼번에 배출하는 방식을 취한다. 방광은 당신이 사회인으로서 더 잘 살아갈 수 있도록 돕는 기관이다.

심장은 불 요소의 소장과 어떻게 상호작용하는가?

서양인들은 심장이 소화와 관계 있다는 것을 좀처럼 이해하지 못한다. 그런데 심장에 그렇게 많은 문제가 생기는 이유는 바로 나쁜 음식 때문이다. 너무 많이 먹어서 소장이 꽉 차면 심장에 문제가 생긴다. 식사를 한 직후에 수영하지 말라고 하는 것은 바로 이 때문이다. 길이가 7미터 정도나 되는 소장은 많은 혈관을 내포하고 있다. 식사를 하고 나면 우리 신체는 혈액의 3분의 1을 위와 소화계 또는 소장으로 보내는데, 그 가운데 80퍼센트가 소장으로 간다. 그렇게 소장에 혈액이 몰려서 수영할 때 필요한 근육에 혈액이 부족해지는 것이다. 기계적인 관점에서 말하자면, 사지의 근육과 소장 등 소화계에 피를 충분히 보내려면 심장이 더 많이 움직여야 한다. 과체중이라면 상황은 더 심각해진다. 신체가 더 많은 산소를 필요로 하므로 심장은 신체에 산소와 영양을 공급하기 위해 더 많이 펌프질해야 한다. 심장에 무리가 갈 수밖에 없다는 얘기다.

태도와 다섯 요소의 관계는?

생리철학physiophilosophy, 즉 생각이 신체에 영향을 미친다는 개념은 걱정, 슬픔, 분노, 두려움, 에고 등 태도 요소가 우리 몸에 실제로 영향을 미친다는 것을 보여준다.

1.	물/생리학	신체의 어느 부위가 어떤 기관의 경락을 관장하는지 보여준다.
2.	흙/생물학	신체를 유지하기 위해 해당 요소가 어떤 기능을 수행하는지 보여준다.
3.	나무/심리학	사람이 표현하는 태도 또는 반응을 보여준다.

---

4. 금속 또는 공기/에너지 　전자기 에너지가 건강과 어떤 관련이 있는지 보여준다.

5. 불/영감 　우리가 살아야 하는 이유를 보여준다.

나무, 불, 공기·금속, 물, 흙 등 다섯 요소의 속성을 아는 것은 삶의 모든 영역에서 불균형을 관리하는 열쇠다.

흙(췌장·위)의 감정적 요소는?

흙의 요소는 근심과 생각으로, 췌장·비장과 관련 있다. 이는 미래에 대한 우려라고 할 수 있다. 음식이나 돈, 의복, 거처, 온기가 충분한가? 이것은 또한 신체에 대한 외부의 보호책과 관련돼 있기도 하다.

　설탕은 사랑의 대체제로, 흙 요소를 손상시킨다. 흙 요소는 사람이 지닌 세 가지 기 가운데 하나인 영양소 기다. 영양소 기는 혈관과 조직의 온전함을 책임진다. 자신이 가지지 못한 무언가에 대해 걱정하느라 에너지를 소비하면 에너지 손실이 발생한다. 걱정은 운동할 때보다 더 많은 칼로리를 소비시킨다. 결코 일어나지 않을 일들 때문에 스트레스를 받으면서 아드레날린 수치를 높이고 혈당을 소모하기 때문이다. 결과적으로 많은 에너지를 낭비하며 흙 요소를 고갈시키게 된다.

이것이 바로 인슐린을 너무 많이 소모한 결과인 당뇨병의 전형적인 증상이다. 걱정에 에너지를 쏟아부으면 허약해질 수밖에 없다. 이런 상태에선 혈액에서 설탕을 제거하는 인슐린이 부족해져 혈액의 산성도가 높아진다. 그러면 근육이 경련을 일으키거나 극단적으로 심장마비가 발생할 수도 있다. 설탕은 또한 혈관계에 매우 자극적인 영향을 미친다. 혈당 수치가 상승하는 것은 혈관 내벽에 사포질하는 것과 마찬가지다. 그 결과, 염증이 유발된다. 쉽게 멍드는 것은 혈당이 상승했음을 보여주는 전형적인 증상이다. 이를 예방하기 위해서는 혈당을 낮추는 인슐린이 충분해야 한다.

자기애가 부족한 사람은 걱정도 많이 한다. 요약해보자. 너무 많은 걱정을 하거나 너무 많은 생각을 하면 신체는 인슐린을 소모한다. 그 결과, 잘못된 에너지로 아드레날린을 사용하게 되면서 당대사가 증가한다. 이런 상황이 계속되면 췌장이 지쳐서 인슐린을 충분히 생산하지 못하게 된다. 그 결과가 바로 당뇨병이다.

설탕과 단것은 사랑을 대신한다. 원하는 사랑을 얻지 못했을 때 단것에서 위안을 받는 사람들이 많다. 무조건적인 사랑 없이 조건적인 사랑(태도)만 있다면, 많은 사람이 식생활을 엉망으로 유지하며 자신에게 해를 가할 것이다. 그 결과, 인슐린이 상승하고 췌장이 손상된다. 자신을 사랑하지 않으면 면역 체계가 말 그대로 췌장을 공격하게 된다. 이것은 누군가가 당신이 부적절하다거나 충분하지 않다거나 옳지 않다거나 이런저런 것을 할 수 없다고 말할 때 이런 반응 나타난다. 무엇보다 이러한 공격은 당신이 사랑받기 원하는 대상에게 사랑받지 못할 때 일어난다!

공기·금속(폐·대장)의 감정적 요소는?

공기·금속의 감정은 슬픔, 의심, 논쟁으로, 과거와 관련 있다. 판단은 무형이며 주관적이다. 슬픔은 과거에 해결되지 않은 다른 사람과의 의사소통에 뿌리를 둔다. 슬픔과 판단, 의심은 자기 자신과 논쟁을 벌이는 죄책감에 의해 가동되는 프로그램이라고 할 수 있다. 이는 준법 정신이 투철한 지성인의 속성이며 공기·금속 경락과 관련 있다. 정의의 여신 법칙은 공기에 해당한다. 또한 공기는 사람이 의사를 표현하는 수단이므로 의사소통과 관련 있다. 자신의 의사를 자유롭고 분명하게 표현할 수 있을 때 건강이 좋아진다. 폐로 연결되는 신경과 관련된 세 번째 흉추는 세 가지 에너지, 즉

기 가운데 하나로서 '폐 기' 또는 '프라나 기'라고 한다. 슬픔은 박 테리아 증식을 억제해 면역 체계를 손상시킨다.

나무(간·담낭)의 감정적 요소는?

나무 요소는 과거에 대한 분노나 좌절, 조바심 또는 유형의 폭력 및 신체적 상해와 연관돼 있다. 이것들은 자발적인 반응으로, 공격 적이고 폭발적인 전투적 에너지라 할 수 있다. 간은 기를 포도당 형태로 저장하고 혈액을 정화하며 지방 대사와 호르몬 균형을 담 당하는 기관이다. 나쁜 지방을 먹어서 간에 울혈이 생기면, 분노와 긴장이 유발돼 상황에 격렬하게 반응하게 만든다. 사람들이 종종 비합리적으로 행동하는 것은 이 때문이다.

물(신장·방광)의 감정적 요소는?

물 요소는 두려움이나 불안, 스트레스, 편집증 등과 관련 있다. 두 려움은 미래 시제에 치중된 감정이다. 아직 일어나지 않은, 미래에 일어날 무언가로 인한 신체적 상해라고 할 수 있다. 두려움은 무형 이며 아드레날린을 증가시킨다. 신뢰가 리듬이자 일상이자 속도 조절이라면, 두려움은 불안이자 불확실성이자 미지의 것이다.

신장 역시 생존과 관련돼 있다. 생존에 대한 관심은 가장 기본적인 본능에 해당한다. 자신에게 일어날 일에 대한 두려움은 도피하거나 맞서 싸우는 메커니즘을 촉발한다. 그로 인해 아드레날린이 다량 분출되고, 그럼으로써 당을 모두 소모하고 인슐린이 고갈된다. 이런 상황이 되면 당신은 살아남고자 하지만 생존 능력을 유지하기에 충분한 영양소 기가 부족해져 아드레날린이나 신장 기의 형태로 의지력을 사용하게 된다. 당신의 신장 기는 타고난 기(의지력)다. 이는 조상에게 물려받은 에너지로, 태어날 때부터 당신에게 주어진 것이다.

일상적인 활동을 유지하기 위해 우리는 세 가지 기를 관리한다. 내재된 기를 활용하지 않으려면 영양소나 프라나 기 같은 외부 에너지를 충분히 섭취해야 한다. 그렇지 않으면 한 번에 한 방울씩 신장 기를 사용하기 시작한다. 오늘날 대부분의 사람들은 40대가 되면 유전된 기(선조에게 물려받은 타고난 활력) 중 3분의 1도 남지 않는다. 60대가 되면 삶과 야망을 충분히 향유할 만한 에너지가 부족해지게 마련이다. 이 기를 잃으면 의욕이 약해지는데, 이는 불경락을 억제하는 우울증의 시작이 될 수 있다.

에너지가 충만한 젊은 시절에는 당연히 활력이 넘친다. 하지만 단것과 각성제, 아드레날린에 의존해 젊음을 만끽하면서 30대에 이르면 너무 많은 에너지를 소모한 상태가 된다. 다시 말하지만 아드레날린은 속이 빈 거짓 활력으로, 신장 기를 사용한다. 이런 경우, 40대가 되면 에너지가 부족함을 절감하게 된다. 말 그대로 에너지가 존재하지 않으면 의지력도 없어지고 욕망도 사라진다. (나는 이 책을 쓰면서 몇 방울의 신장 기를 사용했는지 궁금하다) 그러다가 50대, 60대가 되면 심장에 문제가 생긴다. 말년에 활력이 충분하지 않게 되는 것이다. 이것이 인간이라는 존재가 안고 있는 비극이다! 젊었을 때 모든 에너지를 소진해서 일어나는 비극이다. 열악한 영양 섭취와 삶에 해로운 속도 위주의 생활방식을 고수한 사람들은 말년에 의지력에 의존해 살아갈 수밖에 없다.

'건강한 아빠'는 이렇게 말했다. "올바른 생활방식으로 세 가지 기를 관리하면 70대에도 여전히 하고 싶은 일을 할 수 있다네. 큰 외상이나 사고 또는 부상을 당하지 않는 한 말일세." 올바른 영양 섭취와 양질의 산소, 적절한 휴식과 운동으로 신장을 지켜줘야 한다. 그래야 은퇴 후에도 삶을 즐길 수 있는 에너지가 생긴다.

불(심장·소장)의 감정적 요소는?

불 요소는 에고 및 이기심과 더불어 희망과 야망, 욕망, 기쁨과 관련 있다. 불은 눈에 보이고 느껴지기도 하지만 손으로 부여잡을 수는 없다. 흙, 공기, 나무, 물은 병이나 그릇에 담을 수 있지만 불은 그렇게 할 수 없다. 하지만 공기는 눈에 보이지 않는 반면 불은 보인다. 불은 병에 가두려고 하면 꺼져버린다. 가장 잡히지 않는 요소인 셈이다. 불은 무언가를 하려는 내적 열정이다. 불 요소는 그렇게 계획된 활동이나 의도와 관련 있고, 의도는 창조와 관련 있다. 만약 나쁘거나 악질적인 의도를 품는다면 그것은 심장에 악영향을 끼친다.

심장병이 있는 사람은 담낭이나 소장, 신장, 간, 심장 자체 또는 살고자 하는 의지(목적) 등과 같은 경락 중 하나 이상에 불균형이 생겼다고 보면 된다. 이들 요소는 모두 시계의 메커니즘처럼 함께 작동한다. 희망은 계속 살고 싶은 열망을 제공하는, 심장에 에너지를 공급하는 중요한 요소다. 희망은 당신의 내부에서 비롯된다. 희망은 매우 중요하다. 희망이 없으면 우울감에 빠져 삶을 포기하기 십상이다. 우울증의 가장 좋은 치료제는 마음속 희망이다. 일부 약물의 화학적 요소가 우울증을 치료하는 데 도움을 주기도 하지만,

희망은 단순한 화학 작용 따위와는 비교할 수 없다. DHA나 요오드 같은 영양소는 뇌의 신진대사율을 높여 삶의 기쁨을 창출하는 행복 효소, 즉 엔도르핀을 생성한다. 엔도르핀은 호기심을 자극하고, 시상하부의 활동을 촉진하고, 갑상선의 활동을 증가시켜 신진대사 속도를 높인다.

열정과 희망, 기쁨은 더 많은 세포 내 대사 활동을 만들어낸다. 이 모든 것은 무언가를 하고 싶어 하는 내부의 욕구에서 비롯된다. 예컨대 놀러 나가고 싶은 마음은 기력이나 의지력, 신장의 기가 없으면 생기지 않는다. 우울증 또는 희망이 결핍된 상태에서는 아무런 활동도 하고 싶지 않다. 이런 상황에서 최고의 치료법은 무작위적이고 흥겨운 춤 동작이다.

희망은 "나는 이것을 할 수 있으니 한다"라고 말한다. 우울증은 "나는 이것을 하고 싶지 않으니 안 한다"라고 말한다. 이러한 태도는 뇌의 화학 작용을 바꾼다. 태도가 핵심이다.

지역정서와 관련해 태도와 감정을 통제하는 것은 무엇인가?

2장에서도 언급했지만, 태도와 감정은 지역정서에 영향을 받는

다. 지역정서가 생각의 85퍼센트를 차지할 정도다. 다음을 고려해 보라.

- 종교는 슬픔과 두려움을 통제한다. 신앙은 지역정서에 영향 받은 85퍼센트의 생각 중 70퍼센트를 차지한다.
- 정부는 분노와 걱정을 통제한다. 법률은 지역정서에 영향을 받은 85퍼센트의 생각 중 10퍼센트를 차지한다.
- 사회는 에고와 욕망을 통제한다. 인정은 지역정서에 영향을 받은 85퍼센트의 생각 중 나머지 5퍼센트를 차지한다.

태도와 감정은 어떻게 방출되는가?

- 용서는 과거를 놓아주거나 돌본다. 슬픔 및 분노와 관련 있다.
- 신뢰는 미래를 풀어주거나 돌본다. 걱정 및 두려움과 관련 있다.
- 감사는 가식을 날려 보낸다. 에고 및 욕망과 관련 있다.

우리 몸의 세 가지 에너지

우리 몸에는 췌장, 폐, 신장과 관련된 세 가지 에너지, 즉 기가 있다.

1.   곡물 압축―췌장―흙 요소―영양소 기
2.   산소 압축―폐―공기/금속 요소―프라나 기
3.   유전 기―신장―물 요소―의지력 기

우리 신체에는 이 세 가지 에너지가 존재한다. 이들은 삼초경맥三焦經脈(triple heater meridian)으로 알려진 기능 경락에 의해 관리되고 균형 잡히고 제어된다. 만약 이 중 하나가 충분하지 않으면, 삶의 속도(신장)나 좋은 산소(폐), 좋은 영양(췌장) 같은 다른 에너지도 고갈된다. 무언가를 하고 싶은데 흙, 공기·금속 요소의 일일 섭취량이 부족한 경우 신체는 물 요소에서 그에 필요한 에너지를 끌어다 쓴다. 유전 기는 일정량 이상 소모하고 나면 더 이상 얻을 수 없으므로 반드시 신장 기를 보호해야 한다.

  인생의 중요한 목표 중 하나는 은퇴하기 전에 유전 기를 모두 쓰지 않는 것이 되어야 한다. 젊었을 때 이 기력을 탕진하지 않고 잘 보존해두면 나이 들어 멋진 은퇴 생활을 누릴 수 있다. 기력이 없으면 무엇이 즐겁겠는가. 단순하고 간단한 이치다. 마지막 숨은 몸에 남은 신장 기의 마지막 한 방울인 셈이다. 따라서 신장 기를 아끼고 보호하며 평생 넘쳐 흐르게 해야 한다. 그러면 나이 들어도 여전히 활력과 행복한 삶을 누릴 수 있게 된다. 올바른 식생활을 유지하고 삶의 속도를 조절하면 신장을 보호할 수 있다.

서양 의학과 대안의학 관계자들은 우리가 다른 곳에서 어느 정도 내부 기를 얻을 수 있다고 생각한다. 비극적인 생각이 아닐 수 없다. 우리는 내부 에너지가 아니라 오직 외부 에너지만 얻을 수 있기 때문이다. 왜 내부 기를 보호해야 하는지 이해되는가!

각 요소의 타이밍은?

기관마다 하루 중 활동이 최고조에 달하는 시간이 있다. 요소·장기·경락을 회복하는 시간인 셈이다. 예를 들어, 우리는 하루 종일 숨을 쉬지만 폐는 오전 3시부터 오전 5시까지 활성화되기 시작해 오전 4시 최고조에 달한다. 다음 그래프를 참조하라.

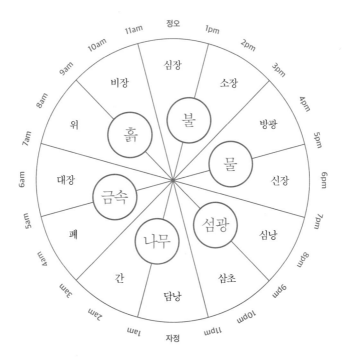

- 물 오후 5시부터 7시 사이에 문제를 겪는 경우, 신장 에너지가 약한 상태라는 의미다.

- 불 정오를 정점으로 오전 11시부터 오후 1시 사이에 문제를 겪는 경우, 심장 에너지가 약한 상태라는 의미다. 오후 2시에 밥을 먹고 피곤하다면 소장 경락이 약한 것이다.

- 나무 매일 밤 오전 2시에 잠이 깬다면 오전 1시부터 오전 3시 사이 간에 문제가 생긴다는 의미다. 밤에 화를 내면 간 에너지가 방해를 받는다. 음식이나 화학물질을 처리하는 일 없이 간이 자체를 청소하고 에너지를 회복할 수 있도록 최소한 잠자리에 들기 네 시간 전에 식사하는 것이 좋다.

심장마비는 대부분 오후에 발생한다. 다른 시간대에 심장마비가 일어나지 않는 것은 아니지만, 심장마비는 정오에서 오후 4시 사이에 많이 발생한다(이는 심장과 소장의 관계와 관련 있다). 나의 '병든 아빠'는 심부전으로 오후 4시 40분 돌아가셨다. 대부분의 담낭 발작은 오전 2~4시에 발생한다.

장기별 스트레스 요인

- 앉아 있는 자세는 췌장에 스트레스를 준다. 효소를 혼합하려면 움직임이 필요하기 때문이다.
- 누워 있는 자세는 폐에 스트레스를 준다. 숨을 깊게 들이마시지 않아 산소 흡입량을 낮추기 때문이다.
- 눈의 피로는 간에 스트레스를 준다. 보는 활동을 하기 위해 간에 저장된 포도당을 다량 취하기 때문이다. 그래서 즉시 공급할 수 있는 포도당을 비축해두어야 한다.
- 서 있는 자세는 신장에 스트레스를 준다. 허리와 무릎에 부담을 주기 때문이다.
- 걷기·달리기는 심장에 스트레스를 준다. 그만큼 더 열심히 일해야 하기 때문이다.

오후 5시쯤 열이 난다면? 하루 종일 밖에서 일한 후 탈수 상태에 빠졌기 때문일 가능성이 높다. 이 경우 순수한 음(물)을 더하면 열이 사라진다. 잠자리에 누운 뒤 새벽 4시쯤 열이 난다면 대장에 문제가 있는 것이다. 이런 경우, 열을 내리려면 관장을 해야 한다.

　나는 '건강한 아빠'에게 배운 내용을 임상의학에 적용했다. 한

번은 호흡곤란으로 병원을 찾아온 환자가 있었다. 담당의는 그에게 진정제를 투여하고 중환자실ICU에서 인공호흡기를 착용시키기 위해 준비하고 있었다. 나는 그에게 환자의 마지막 배변 시간을 확인했는지 물었다. 그는 기록을 살피며 환자가 며칠 동안 대변을 보지 못했다고 답했다. 나는 "환자가 규칙적으로 배변하면 폐의 활동이 원활해질 거예요"라고 조언했다. 며칠 후 그에게 전화를 받았는데, 환자가 배변하고 나서 스스로 숨을 쉬기 시작했다는 내용이었다.

의학대학원에 재학하던 중 해부학 실습에 참여했을 때의 경험이다. 실습실에 기증된 시체에 사인을 적은 메모가 붙어 있었다. 나는 폐 정지로 사망한 사람들이 대부분 대장이 막혀 있다는 사실에 놀랐다. 당시에는 그와 관련해 아무것도 알아낼 수 없었지만, '건강한 아빠'에게 배운 이후에는 그 두 가지를 연관시켜 판단할 수 있게 되었다.

각 요소와 기관이 맺는 관계의 효과는?

한 기관이 다른 기관을 지원하는 관계에는 두 가지 유형이 있다. 첫 번째는 '모자 관계'다. 특정 기관 또는 요소가 다른 기관을 직접적으로 지원하는 경우다.

직접적으로 영양을 공급하고 강화하는 모자 관계의 예

불(심장)은 흙(비장)을 튼튼하게 하고, 흙은 금속(폐)을 강하게 하며, 금속은 물(신장)을 강하게 하고, 물은 나무(간)를 강하게 하며, 나무는 불(심장)을 강하게 한다.

두 번째는 '조손 관계'로 특정 기관 또는 요소가 다른 기관을 간접적으로 지원하는 경우다. 그 예는 다음과 같다.

간접적으로 인식하고 지원하는 조손 관계의 예

불(심장)은 공기 · 금속(폐)을 지원하고, 공기는 나무(간)를 지원하며, 나무는 흙(비장)을 지원하고, 흙은 물(신장)을 지원하며, 물은 불(심장)을 지원한다.

다음 그림은 이 두 가지 관계를 보여준다. 여기에 요소와 태도, 정서적 스트레스를 추가하면 이 간단한 그림으로 분노로 인한 간 손상이나 두려움으로 인한 신장 손상, 슬픔으로 인한 폐 손상 등을 극복하는 방법을 이해할 수 있을 것이다. 당연히 두 가지 경로가 나온다. 하나는 직접적이고 다른 하나는 간접적이다.

　바깥쪽의 시계 방향으로 도는 화살표는 양육(직접적인 강화 관계)

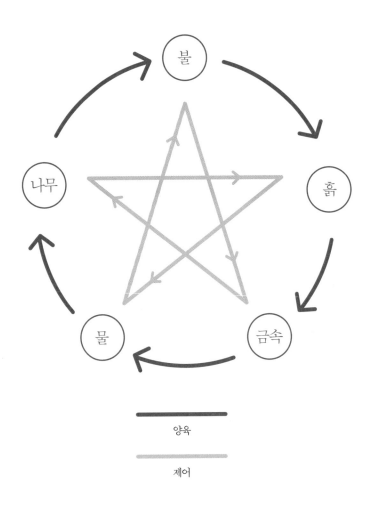

양육

제어

이 특징인 모자 관계를 보여준다. 내부의 화살표는 제어(간접적인 지원 관계)가 특징인 조손 관계를 나타낸다.

조손 관계의 불균형 사례

조손 간접 관계의 불균형을 초래하는 잘못된 식습관의 예를 살펴보자. '병든 아빠'는 흙 요소, 즉 영양소 기가 물 요소, 즉 의지력 기에 영향을 미친 경우였다. 젊은 시절, '병든 아빠'는 활동적이고 생기가 넘쳤다. 아버지는 소다수와 캔디 바, 아이스크림, 과자 같은 정크푸드를 탐닉했다. 이런 식습관은 아버지의 신장에 영향을 주었고, 말년에 다리가 붓는 증상으로 나타났다.

　이는 결국 아버지의 불(심장)에 문제를 일으켜 네 차례의 심장마비로 이어졌다. 그 결과, 아버지는 점차 활동량이 줄어들더니 결국 안락의자에 의존하는 삶을 살게 됐다. 이런 상황은 다시 아버지의 금속(폐)에 영향을 미쳤고, 생애의 마지막 해 아버지는 산소호흡기의 도움 없이는 더 이상 기능할 수 없게 됐다. 잠을 자고 화장실로 걸어가는데도 산소호흡기가 필요했다. 이는 궁극적으로 신체에서 모든 화학물질을 제거할 수 없는 상황을 만들어 아버지의 나무(간)에도 영향을 미쳤다. 이때쯤 아버지의 흙(비장)은 에너지를 얻기 위해 오직 당만을 갈망해서 체내에 수분(신장)을 갈수록 많이 보유하려고 했고, 결과적으로 몸이 부어오르기 시작했다. 5월 22일 오후 4시 40분, 아버지는 신장 기의 마지막 한 방울을 썼다. 그리고 아버지의 심장은 할 일을 마쳤고, 아버지는 마지막 숨을 거두었다.

음 기관과 양 기관의 차이점은?

음 기관은 '본질' 기관인 심장, 폐, 간, 신장, 췌장을 말한다. 이들 기관은 신체를 위해 필수 체액 또는 기를 생성한다. 양 기관은 '기능' 기관인 소장, 대장, 방광, 담낭, 위를 말한다. 몸의 기능을 수행하기 위해 음 기관의 정수를 담는 그릇 역할을 수행한다. 이들 기관이 더 강하고 더 잘 기능할수록 우리 몸은 더욱 건강해진다.

진양과 순양, 진음과 순음은
다섯 요소와 어떻게 작용하는가?

음양오행 이론을 배운 후, 나는 그것들이 서로 어떻게 연결되는지 알고 싶었다. '건강한 아빠'는 이렇게 설명해주었다. "땅은 진정한 음이다. 물은 순수한 음이다. 나무는 진정한 양이다. 불은 순수한 양이다. 금속·공기는 균형을 유지하는 물질, 즉 균형자다."

폐는 균형자 기관이다. 우리는 폐를 통해 불을 태울 공기를 얻는다. 고전적인 의미의 음이나 양에 속하진 않지만, 대장이 양의 기능을 하는 기관이기에 폐는 음이나 본질 기관임을 짐작할 수 있다. 산소가 충분하지 않으면 심장이 힘들어지고 신진대사에도 영향을 미쳐 에너지를 교환할 수 없게 된다. 외부의 기 또는 에너지원 중하나로 공기가 있다. 공기는 음이지만 양의 성질을 지닌 불을 기능하게 한다. 나무는 공기를 만들고 이산화탄소를 소비한다. 노화가 세포 간의 체액 균형에 정비례하는 이유를 여기서 찾을 수 있다.

정크푸드, 화학제품, 나쁜 지방 등 후성적 화학물질은 진음으로 간을 손상시켜 노화를 촉진한다. 신체에서 화학물질을 제거하기 위해선 간이 과도하게 일해야 하고, 그러다 보면 간이 손상되기 쉽다. 갑자기 디톡스하는 사람들이 몸이 아프다고 느끼는 이유도 바로 여기에 있다. 화학물질을 제거하는 데 무리가 따르기 때문이다. 내가 일상적으로 신체에서 화학물질을 제거하는 디톡스 영양소 '믹스'를 섭취해야 한다고 주장하는 것은 바로 이런 이유에서다(6장을 참조하라).

폐(균형자)가 마르면 양이 과잉되어 음에 손상이 생길 수 있다. 양이 과도해지면 몸에서 열이 난다. 음이 과도해지면 폐가 습하고 냉한 상태가 되어 가래가 끓는다. 오행의 원리에 따르면 폐의 시간은 가을철이다. 가을은 환절기 감기나 독감에 걸리기 쉬운 건기다. 폐에는 항상 약간 습기가 있어야 하는데 그 조건이 갖춰지지 않으면 폐에 문제가 생긴다. 수분이 없으면 산소를 흡수할 수 없다. 폐포가 마르면 폐의 탈수나 지나친 양화로 인해 발열 증후군이 나타난다. 그러나 폐가 계속 음 상태로 유지되면 습기가 너무 많아져 폐렴에 걸릴 수도 있다.

결론

이 장에서 우리는 다섯 요소를 통해 우리 몸의 본성이 무엇인지 파악하고 관련된 원칙을 적용해 신체를 건강하게 만드는 방법을 알아봤다. 이는 4000년 이상의 쌓인 경험적 지식에 근거하며 오늘날 전 세계 인구의 4분의 1이 건강을 위해 활용하고 있는 지식이다. 시간을 할애해 이 장을 더욱 심도 있게 공부함으로써 자연 요소들이 신체와 존재에 미치는 영향을 확실하게 이해하고 실생활에 적용해보길 바란다. 다음 질문에 답해보자. 현재 당신의 몸에서는 어떤 태도 요소가 더 우세한가?

———

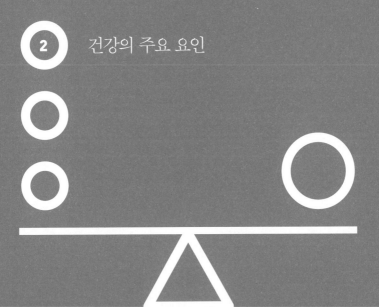

2 건강의 주요 요인

CHAPTER 05

건강을 위한 식생활

모든 문화에는 고유한 식문화가 있다

우리 몸은 매우 역동적이어서 운동과 휴식, 에너지, 사랑 측면에서는 물론이고 특히 영양 측면에서도 양질의 생활방식을 영위하면 면역 체계를 유지하고 지원하는 프로바이오틱스를 자체적으로 생성한다.

성장기에 접한 격언 중 내 마음에 오래도록 각인되어 있는 두 가지 격언이 있다. 하나는 앞서 언급한 바 있는데, 초등학교 식당의 "당신이 먹는 것이 바로 당신이다"라는 표지판이다. 그다음은 대학 시절 해부생리학 실험실 시계 위에 붙어 있던 표지판이다. "시간은 흘러가기 마련이잖아. 당신은 어디로 흘러갈까?" 특정한 문구나 표지가 뇌리에 박혀 떠나지 않는 것을 보면 때론 놀랍다는 생각이 든다. 그런 것으로는 출근길에 자동차 라디오에서 흘러나오는 특정한 노래도 있다. 무슨 이유에선지 하루 종일 머리에서 떠나질 않는다. 우선 첫 번째 표지판에 관해 이야기하자. 다른 표지판에 대한 이야기는 나중에 풀어놓겠다.

곰곰이 생각해보면 "당신이 먹는 것이 바로 당신이다"라는 말은 지당하기 그지없다. 내가 이 장의 목적을 우리가 먹는 음식이 면역 체계와 직접적인 상관관계가 있는 이유를 알아보는 것으로 정한 것은 바로 그런 이유에서다. 우리가 살면서 먹는 것을 이해해야 하는 시점이 있다면 바로 지금이다!

장내 유익균이란?

이 장의 가장 기본적인 개념은 '영양소 기가 면역 기를 지원한다'는 것이다. 이것은 결국 무슨 뜻인가? 섭취하는 음식의 질이 좋을수록 면역 체계가 더 잘 기능한다는 의미다. 음식이 잘 소화되어 좋은 균과 잘 섞이면 장은 유익균을 더 잘 자라게 한다. 면역 체계의 85퍼센트는 장(또는 장관)의 유익한 박테리아, 즉 유익균과 직접적으로 관련돼 있다. 좋은 박테리아는 신체가 필요로 하는 유익한 부산물을 생성하고 제공한다. 다음을 기억하라.

---

1. 항균제인 과산화수소는 그 부산물 중 하나다.
2. 비타민 B는 박테리아 대사에 의해 생성된다.
3. 장내 박테리아는 음식물을 분해하고, 효소는 그것을 영양소로 변환시키며, 영양소는 혈액에 흡수된다.
4. 장내 박테리아는 노폐물을 뭉쳐서 덩어리로 만들고, 그것이 더욱 규칙적으로 제거되도록 돕는다.

규칙적으로 자주 배변할수록 장은 더 건강해진다

하루에 한두 번 규칙적인 배변이 이뤄지지 않는다면 식단에 변화를 주기 위해 진지하게 노력해야 한다. 물론 신체적 제한이나 정서적 스트레스 같은 다른 문제도 고려해봐야 한다. 그런 문제도 배변 주기에 영향을 미치기 때문이다. 배변이 원활해야 건강이 좋아진다.

퇴비 더미에서처럼 박테리아는 음식물을 재활용할 수 있도록 분해한다. 장은 그렇게 분해된 음식물이 신체의 효소를 통해 영양소로 전환되어 혈류에 들어갈 수 있도록 돕는다. 신체의 모든 외부 막에는 건강에 중요한 요소인 유익한 박테리아가 산다. 우리를 보호하는 역장力場이나 마찬가지다. 이 사실을 알면 피부에 독한 화학물질이나 항균 비누를 사용하고 싶지 않을 것이다. 피부에 좋은 박테리아를 죽이는 일이기에 그렇다. 여기서도 우리는 건강을 유지할 단서를 찾아낼 수 있다.

몸 안의 요구르트 공장

'건강한 아빠'는 우리 몸 안에 요구르트 공장이 있다고 말했다. 나는 잘 이해되지 않아서 구체적으로 설명해달라고 요청했다. 그는 장내 유익균들이 몸 안에서 성장하는, 건강에 좋지 않은 것들을 방어하는 역할을 한다고 설명했다. 박테리아가 성장하는 데 있어 주요 부산물 중 하나로 과산화수소가 있다. 과산화수소는 혐기성 박테리아와 접촉해 나쁜 균과 곰팡이, 효모, 진균류 등을 죽인다. 그런 이유로 장을 요구르트 공장이라고 말한 것이다. 음식을 발효시키고 부산물을 배출해서 소화를 돕기에 그렇고, 이 과정이 원활하면 장이 더욱 잘 작동하는 선순환이 이뤄지기에 그렇다. 이 과정은 면역 체계를 지원하며, 폐와 대장의 상호관계로 이뤄진다.

이는 내가 진료 과정에서 곰팡이 핀 발톱을 많이 보는 이유이기도 하다. 장내 유익균이 극도로 적으면 몸에 효모나 곰팡이, 균류가 더 많이 나타난다. 면역 체계가 약화되었음을 알려주는 첫 번째

징후 중 하나는 발톱이 노랗게 변하고 두꺼워지는 것이다. 발톱은 사람의 건강에 대해 많은 것을 이야기해준다.

모든 문화에는 고유한 식문화가 있다

전 세계적으로 인간은 건강을 유지하기 위해 정기적으로 발효 식품을 섭취하고 있다. 이를 통해 식단에 항상 일정한 형태의 박테리아를 공급한다. 시간을 내서 각 국가의 식생활을 살펴보라. 나름의 식품 공급원을 통해 모종의 좋은 프로바이오틱스 또는 박테리아를 정기적으로 섭취하고 있음을 알게 될 것이다. 독일에는 사워크라우트(양배추를 절여서 발효시킨 독일식 김치―옮긴이)가 있고, 일본에는 미소된장과 낫토, 다마리간장이 있다. 스칸디나비아 국가들에는 요구르트가 있다. 미국과 캐나다에서는 양배추, 순무, 양파, 오이 등으로 만든 피클을 먹고, 프랑스에서는 캐피어 kefir (발포성 발효유―옮긴이)를 마시며, 스위스에서는 목초로 키운 소의 버터밀크를 섭취한다. 한국인들은 김치를 먹고, 중국인들은 발효 채소, 인도네시아인들은 템페 tempeh (콩을 발효시켜 만든 음식―옮긴이), 하와이 사람들은 포이 poi (토란을 갈아서 만든 전통 음식―옮긴이)를 먹는다. 현대 사회에서는 모든 사람들이 가공식품과 화학물질을 섭취한다고 해도 과언이 아니다. 이런 음식들은 좋은 박테리아를 죽이고 건강을 악화시켜 당뇨병이나 심장병, 자가면역질환, 암, 대부분의 현대병 등을 유발한다. 음식이 최고의 약이라는 사실을 기억하라.

발효 식품과 프로바이오틱스는?

좋은 박테리아의 가장 좋은 공급원은 집에서 만든 발효 채소와 유기농 생우유다. 요구르트나 캐피어, 라씨lassi(걸쭉한 요구르트인 다히에 물, 소금, 향신료 등을 섞은 인도의 발효 음료―옮긴이) 등의 발효유는 박테리아의 좋은 공급원이다. 김치나 사워크라우트도 좋은 예다. 피클 같은 발효 채소나 식품도 있다. 된장이나 다마리간장, 템페, 낫토 같은 발효 콩 식품(유기농만)도 효과가 있다.

알약 형태의 프로바이오틱스는?

알약 형태를 찾고 있다면 선반에 진열된 것 말고 냉장 보관된 제품 중 캡슐당 50억~100억 CFU(균 측정 단위)가 들어 있는 것이 가장 좋다. 가능한 한 여러 종류의 박테리아가 들어 있는 것이 좋다. 프로바이오틱스 균주인 락토바실러스 아시도필루스는 가장 일반적으로 사용되는 것 중 하나다. 나는 그린바이브런스Green Vibrance 제품을 특히 좋아하는데, 12가지 프로바이오틱스와 한 숟갈 분량의 제품에 250억 CFU를 함유하고 있기 때문이다. 물론 여타 전문 공급업체에서 판매하는 다른 제품을 이용해도 무방하다. 중요한 것은 더 나은 건강을 위해 고심해서 관련 제품을 선택하고 이를 규칙적으로 복용하는 것이다. 하지만 발효 식품에 들어 있는 활성 박테리아 균주가 병에 들어 있는 어떤 유산균보다 더 강력하다는 사실을 잊지 마라. 한마디로, 발효 식품이 더 낫다는 얘기다.

활성 균주와 양질의 영양소(프리바이오틱스)가 균형을 이루면 박테리아는 30초마다 두 배로 증식한다. 1분이 지나면 4배가 되며, 한 시간이면 1280배가 된다. 양질의 발효 식품 한 스푼을 먹으면 1000억 마리의 유익한 박테리아가 있는 활성 배양균을 섭취하는 셈이다. 이는 한 시간이면 10조 마리로 늘어난다! 생각해보라. 10억 CFU의 고품질 동결 건조 캡슐이 배양하는 박테리아는 기껏해야 이의 3~5퍼센트에 불과하고, 한 시간이 지나봤자 고작 5000만 마리 정도로 증식될 뿐이다. 게다가 캡슐 하나 가격이 유기농 요구르트 한 스푼보다 훨씬 비싸다. 요구르트에는 컵당 수조 마리의 활성 박테리아가 있다. 건강한 사람의 장에는 100조 마리의 좋은 박테리아가 서식한다. 좋은 박테리아를 가장 친한 친구처럼 여기고 보호해야 한다!

이제 화학은 생물학에 대한 공격이라는 내 말의 의미를 알 수 있을 것이다. 화학물질, 방부제, 합성 비타민 같은 인공 물질(화학)은 세포 수준에서 신체의 좋은 박테리아가 자라는 자연적인 과정(생물학)에 해를 가한다.

좋은 박테리아를 만드는 최적의 환경은?

장에서 좋은 박테리아를 키우는 방법을 이해하려면 다음 8가지 주요 원칙을 알아야 한다.

1. 시간	박테리아가 음식물을 처리하는 데는 12시간이 필요하다.
2. 온도	박테리아는 37도 정도의 체온을 선호한다.
3. 알칼리도	이상적인 혈액 pH(수소이온 농도)는 7.4다.
4. 포도당	박테리아가 자라는 데 좋은 공급원이다. 대사 속도가 상대적으로 느리므로 도정하지 않은 전곡, 즉 통곡물을 섭취하는 것이 좋다.
5. 채소	채소는 장폐색을 방지하는 데 도움이 된다.

---

6. 어두움　　　　장에는 빛이 없다.

7. 박테리아 배양　장에 박테리아를 공급하는 데는 발효 식품이
　　　　　　　　나 아시도필루스 캡슐이 좋다.

8. 유미즙　　　　삼키기 전에 25번 이상 잘 씹어 액화한 음식
　　　　　　　　이나 위액에 의해 분해되어 죽 상태로 된 물
　　　　　　　　질이 좋다.

체온이 37도가 아니라면?

체온이 37도가 아니면 어떻게 될까? 양질의 박테리아를 키울 수
없으며, 따라서 결코 건강해질 수 없다! 다시 묻지만, 음과 양 요
소란 무엇인가? 음은 차갑고 양은 뜨겁다. 체온이 37도 미만이면
만성적인 면역 문제가 생길 수 있다. 양화 원리를 다루는 9장에서
60~72퍼센트의 사람들에게 면역 식단이 필요하다고 강조한 이
유도 여기에 있다. 대부분의 사람들은 음(차가움) 쪽으로 너무 치우
쳐 있어 스스로 체온을 올려 좋은 박테리아를 키울 수 없다. 따라
서 우선적으로 해야 할 일은 체온을 재는 것이다. 아마 37도 미만
이 나올 것이다. 체온이 37도 이상이면 양기가 세기 때문에 감기
나 독감에 걸리지 않으며, 몸살도 나지 않는다. 생활방식이 좋지

않아 심장병이나 당뇨병 같은 문제가 생길 순 있지만 부비강이나
소화에는 문제가 생기지 않는다.

독감이나 양 결핍 증후군 없이
매일 체온이 높게 유지되면?

100여 년 전만 해도 사람들의 생활방식이 보다 육체적이고 식단
이 육식을 기반으로 구성되어 있었기에 양 쪽으로 기울어진 사람
들이 많았다. 1850~1900년대 사람들은 사과사이다식초에 꿀을
섞어 마시는 자비스Jarvis 요법이라는 오래된 치료법을 애용했다.
이 치료법은 담낭 결석을 없애주고 간을 알칼리화한다. 이러한 양
상태는 높아진 체온을 식히기 위해 더 많은 수분이나 과일, 채소를
섭취하게 했고, 사람들의 몸 상태는 더 좋아졌다.

이 원리에서 알 수 있듯이 체온이 35도 내외면 몸이 필요로 하
는 좋은 박테리아를 만들어내지 못한다. 37도 이상이면 더 많은
박테리아를 생산할까, 아니면 너무 더워서 좋은 박테리아가 파괴
될까? 열이 나서 체온이 37.5도 이상 될 때까지는 아무런 문제
가 없다. 37~37.5도는 음의 상태를 물리치는 신체의 면역 체계
가 강화되는 범위다. 유익한 박테리아가 성장하기 위한 최적의 온

도 범위는 36.8~37.3도다. 무엇보다 중요한 것은 프로바이오틱스가 효율적으로 자랄 수 있는 양질의 프리바이오틱스(영양)를 섭취하는 것이다. "하루에 사과 한 알이면 의사를 멀리할 수 있다"는 말을 들어본 적 있는가?

혈액의 이상적인 pH, 7.4

이상적인 혈액 pH 수치는 7.4다. 7.0 미만은 산성으로, 신체에 유해하다. 이 정도면 시간이 지남에 따라 관절염이나 암 등 여러 질병을 유발하기 마련이다. 7.4 이상이면 알칼리성으로, 역시 신체에 비슷한 문제를 일으킨다. 두 경우 모두 몸을 뻣뻣하게 만들고, 세포 간 및 세포 밖 물질 수송을 줄여 세포에 노폐물이 축적되게 하고, 결과적으로 신체의 모든 세포 기능을 저하시킨다. 혈액 pH가 7.2~7.4인 경우, 신체는 염증과 자극에 강한 저항력을 보인다. 채식주의가 유용하다고 이야기하는 보다 중요한 이유는 몸을 알칼리성 상태로 유지할 수 있기 때문이다. 스트레스와 독성 화학물질은 채소와 과일보다 신체의 산성화에 크게 기여한다. 심호흡이 음식보다 더 빨리 신체를 알칼리화한다는 사실을 아는 것도 중요하다.

박테리아의 음식물 처리 시간은?

박테리아는 우리가 섭취하는 음식을 토대로 지속적으로 성장하거나 배양된다. 인체의 소화 시스템은 대장 끝에 도달하기까지 약 12시간에 걸쳐 음식물을 처리한다. 50억 CFU의 좋은 프로바이오틱스는 장관에 도달하면 몇 분 안에 증식하므로 거의 발효 식품만큼 효율적이다. 불과 몇 분 만에 50억 마리가 100억 마리가 되고, 그것이 다시 200억 마리가 된다. 하지만 기껏해야 5퍼센트만 활성화된다는 것을 기억하라. 최적의 생장 조건이 갖춰지면 10억 마리의 유익균은 30초마다 두 배씩 증가한다. 활성 식품 균주는 스푼당 500~1000억 마리가 포함되어 있으므로 3000억~5000억 마리에 도달하는 데 몇 분밖에 걸리지 않는다. 굳이 50억 CFU 이상의 프로바이오틱스를 비싼 돈을 주고 구입할 필요는 없다. 목초를 먹여 키운 좋은 상업용 소의 우유로 집에서 만드는 요구르트는 스푼당 500~1000억 마리 이상을 보유하고 있다. 훨씬 더 좋은 균주를 저렴하게 섭취할 수 있다는 이야기다.

우리는 언제 처음 박테리아를 접하고 면역 체계를 발달시키는가?

지금부터 하는 얘기는 사실 많이 언급되지 않는 주제다. 그러나 나는 반드시 짚고 넘어가야 할 중요한 주제라고 생각한다. '엄마의 질 접종'이 바로 그것이다. 자연분만을 통해 엄마의 균을 아기에게 접종하는 것 말이다. 첫 번째 접종, 즉 '자연적 예방접종'은 산모가 정상 분만할 때 이뤄진다. 아기의 정수리와 입술이 엄마의 질 벽에 닿으면서 이뤄지는 것이다. 아이 입장에서는 이물질에 처음 노출되는 것이다. 모유를 수유하고 나서 첫 3일 동안 나오는 모유를 '초유'라고 한다. 초유는 최고의 프리바이오틱스로, 아이가 이를 먹으면 엄마에게 물려받은 박테리아가 아닌 모든 박테리아를 죽인다. 좋은 균이든 나쁜 균이든 다른 균은 모두 억제하고 엄마의 박테리아 균주만 성장시키는 면역 억제 특성을 지닌 것이다. 이것이 우리 몸에 평생 상주하는 균주가 된다. 그렇게 우리의 면역 체계가 발달하는 첫 번째 단계, 즉 건강을 위한 첫 번째 방어기제가 확립된다. 태어날 때 이 박테리아에 감염되지 않으면 면역이 소화기 계통에서 시작되기 때문에 평생 건강 문제를 겪게 된다.

제왕절개로 분만한다면?

제왕절개로 분만하더라도 걱정할 필요 없다. 아기가 출생한 뒤 의사가 엄마의 질을 면봉으로 문질러 아기의 입술에 발라주면 된다. 기억해야 할 것은 질관을 통해 아기를 낳는 자연분만이 정상적인 출산이라는 사실이다. 단, 이 면봉 접종 기술에는 한 가지 주의할 사항이 있다. 산모가 분만 직전에 항생제를 투여받았다면 좋은 박테리아가 다 죽은 상태일 것이다. 그런 상태에서는 면봉에 스타터 박테리아가 묻지 않는다. 이런 말을 해서 유감이지만, 이 경우 갓 태어난 아기는 극복해야 할 큰 문제를 안게 되는 셈이다. 이 중요한 접종이 전혀 언급되지 않는 상황 또한 유감이다. 이에 못지않게 중요한 것이 처음부터 아기에게 모유를 수유하는 것이다. 그래야 아기에게 자연적인 항-이질성의 세균 억제 영양소를 공급할 수 있다.

아기의 건강에 영향을 미치는 다른 요인은?

엄마가 임신 중에 건강한 식생활을 영위했더라도 정서적 문제나 뇌 기능 같은 다른 요인이 작용할 수도 있다. 그러나 이 경우에도 자연분만이 가장 중요한 요소임을 잊지 마라.

좋은 박테리아를 만드는 데 포도당이 필요한 이유는?

당이 최적의 성장 인자임을 알게 된 후 나는 '건강한 아빠'에게 계속 질문을 했다. 당시 나는 설탕은 몸에 좋지 않은 것이라고 생각했기 때문이다. 건강에 신경 쓴다는 사람들이 하나같이 당류를 삼가는 것만 봐도 알 수 있는 사실이었다.

나는 '건강한 아빠'에게 질문했다. "좋은 박테리아를 만드는 데 포도당이 필요하다는 건 무슨 뜻인가요?" 나는 유기농 곡물에서 나오는 포도당이 가장 좋은 형태의 당이라는 것을 알고 있었다. 박테리아가 성장하는 데 일차적인 필수 요소이기 때문이다. 내가 단립종 현미를 최고의 음식 중 하나로 꼽으며 애용하는 것도 바로 이런 이유에서다.

'건강한 아빠'의 설명을 요약하면 이렇다. 모든 곡물은 탄수화물(복합당)로 이뤄져 있으며, 거기서 생기는 포도당은 박테리아가 성장하는 데 중요한 영양소, 즉 프리바이오틱스다. 탄수화물은 우리 몸에 중요한 에너지인 열과 양을 만들어 체온을 유지시킨다! 하지만 식사 후 소파에 앉아 있거나 누워서 움직이지 않으면, 즉 탄수화물을 활용하지 않으면 중성지방을 축적하게 된다.

지방 세포의 주요 목적이 과도한 연료 저장이기에, 탄수화물은 오랫동안 지방 세포에 머물게 된다. 그러면 지방 세포는 독성 화학물질 저장 용기가 되어버린다. 피에서 화학물질을 빼내는 것은 마치 깔개 아래 있는 흙을 치우는 것과 같아 하나하나 집어내 치우기엔 시간이 너무 많이 든다. 한번에 싹 쓸어내야 한다는 의미다. 무기 화학물질(인공)은 화학 언어로 표현하자면 RNA와 DNA의 소통을 방해해 암을 유발한다. 이를 다른 이름으로 독성 후생적 화학물질이라고 한다. 곡물 같은 좋은 공급원에서 나오는 단순당을 이용하면 장내 박테리아 형성 과정을 최적의 상태로 이끌 수 있다.

'병든 아빠'와 함께한 날들을 떠올리면, 저녁 식사를 마친 후 우리는 다시 밖으로 나가 해가 질 때까지 일을 하곤 했다. 우리가 감자와 빵에서 얻은 탄수화물은 모두 에너지로 활용됐다. 그것이 결코 지방 세포로 저장되지 않았다는 의미다. 식후 가벼운 운동이나 활동을 하는 것은 소화에 도움이 된다. 내가 대학 시절 이래 지금까지 저녁 식사 후 운동하는 습관을 이어온 것도 이런 이유에서다.

음식을 씹는 것이 왜 그토록 중요한가?

음식을 오래 씹을수록 입안에서 분비된 타액의 아밀라아제가 더 오래 분해 과정을 수행하기에 탄수화물이 위장에 들어가기 전에 더 많이 분해된다. 음식을 최소한 25번 이상 씹은 뒤 삼키는 것이 좋다. 빵은 토스터로 구워 먹어라. 구우면 건조해져서 더 잘 씹을 수 있고, 더 많이 씹을 수 있으며 타액에 더 잘 섞인다. 타액에는 곡물에 작용해 탄수화물을 포도당으로 바꾸는 아밀라아제가 들어 있다. 다시 한번 강조하지만, 오래 씹을수록 더 잘 분해된다. 음식물이 소화 시스템을 통해 이동하는 동안 박테리아가 작용해 발효시킨다. 좋은 균과 적정한 온도가 갖춰지지 않으면 그 과정에서 나쁜 균이 만들어진다. 그러면 더 많은 가스가 발생하고, 소화에 문제가 생길 수 있다.

'건강한 아빠'는 이와 관련해 제2차 세계대전 중 일본에 배치된 한 미군의 예를 들었다. 그 군인은 핵폭탄 때문에 많은 양의 방사선에 노출됐고, 그로 인해 좋은 장내 박테리아가 다 죽은 상태였다. 그는 술을 전혀 마시지 않았지만 방사선으로 인해 그의 체내에 특정 종류의 효모 감염이 발생했다. 그래서 그는 당분이나 탄수화물을 먹으면 체내에서 발효가 일어나 술을 마신 것처럼 취하게 됐다. 퇴역 후 그는 직장 생활을 하면서 끼니 때마다 샌드위치처럼 곡물이 들어 있는 일반 음식을 먹곤 했다. 효모 감염 때문에 그는 늘 취한 것처럼 보였다. 그런 상태가 25년 동안 계속됐다. 술을 전혀 마시지 않았지만, 식사만 하면 취했다. 그는 알코올중독자라는 낙인이 찍혔고, 직장에 고용돼도 매번 얼마 되지도 않아 잘렸다. 그러던 가운데 아내를 잃고 집도 잃고 모든 것을 잃었다. 자신과 유사한 증상을 지닌 환자를 치료했다는 일본 의사에 대한 기사를 읽은 후, 그는 일본으로 가서 그 의사에게 치료를 받았다. 치료법은 간단했다. 발효마늘을 먹는 것이었다. 그는 완전히 회복됐다. 집에 돌아온 그는 이제 당분이나 탄수화물이 들어간 음식을 먹어도 더 이상 취하지 않았다. 이후 삶이 정상적으로 흘러간 것은 물론이다. 이것이 바로 좋은 미생물의 유무에 따라 장에서 일어날 수 있는 일이다.

이 사례의 경우, 피폭 후 남자의 장은 미생물이 없는 갓난아기의 그것과 같았다. 방사선이 좋은 미생물과 나쁜 미생물은 물론이고 효모와 곰팡이까지 모두 죽였기 때문이다. 그의 첫 번째 접종은 필시 음식의 탄수화물을 소화관에서 알코올로 발효시키는 효모 같은 맥주였을 것이다. 그렇다. 극단적이긴 하지만 이는 실제 사례다.

나는 곡물을 먹지 않는 다이어트에 회의적이다. 곡물의 경우, 유기농 현미를 기호에 맞게 이용할 것을 추천한다. 특히 화학물질에 적게 노출된 유기농 단립종 현미가 좋다. 유익한 박테리아를 만드는 데 도움이 되는 좋은 당분의 공급원이기 때문이다. 화학물질이 포함된 곡물은 유익균이 성장하는 데 해로운 영향을 미친다. 그래서 유기농 곡물을 구매하라고 강조하는 것이다.

동결 건조된 프로바이오틱스의 작용은?

아시도필루스 캡슐이나 프로바이오틱스를 복용하는 경우, 그 안에 50억 마리의 동결 건조 활성 균주가 있지만 배양에 이르는 것은 3퍼센트에 불과하다. 즉, 일부만 깨어나 살아나고 나머지 97퍼센트는 건조 과정과 소비에 걸리는 시간의 영향으로 다시 살아나지 못한다. 유기농 공급원에서 얻은 당분 같은 좋은 배지(미생물 등의 영양물) 공급원이 있으면 프로바이오틱스는 증식하면서 생산성을 높일 수 있는 기반을 갖는다. 캡슐을 분석하면 일반적으로 2~3퍼센트만 아시도필루스이고 90~95퍼센트는 프락토올리고당(FOS)이라는 당분인 것은 바로 이런 이유 때문이다.

일반적인 프로바이오틱스 제품인 경우, 좋은 균주는 최대 3~5퍼센트, 나쁜 균주는 1퍼센트 정도다. 냉장 보관되지 않고 선반에 진열되는 제품은 전형적으로 이 같은 비율을 보인다. 냉장 보관되는 것이 좋은 균주의 비율이 높고, 건조된 것이 더 좋으며, 동결 건조된 것은 그보다 더 좋다. 이미 활성화된 것이 있다면 훨씬 더 효율적이다! 기억해야 할 것이 있다면, 현미나 통밀, 납작귀리 같은 좋은 유기농 곡물 당분 공급원과 양질의 프로바이오틱스가 결합하면 몸에서 좋은 박테리아를 성장시키는 데 최적의 배지가 형성된다는 것이다!

사워크라우트와 요구르트, 어느 게 더 좋을까?

사워크라우트 같은 식물성 프로바이오틱스와 요구르트, 어느 것의 균주가 더 활동적일까? 풀을 먹여 키운 소의 우유로 만든 요구르트? 아니면 소금에 절인 양배추? 요구르트의 유산균은 모유의 유산균과 비슷해서 소화가 잘 되므로 더 효과가 좋다. 대부분의 사람들이 채소보다 유제품을 선호한다는 장점도 있다. 요구르트는 포도당과 유당을 위한 완벽한 공식이다. 우유의 유당은 박테리아가 달라붙거나 먹이로 삼는 물질이며, 포도당은 박테리아 성장 과정을 돕는다. 한 스푼당 50억 마리의 활성 박테리아가 들어 있는 목초 사료 요구르트의 유산균이 가장 좋다. 37도의 체온과 혈액 pH 7.4, 어두운 환경, 12시간, 배지나 당분의 좋은 공급원 같은 최적의 성장 요인이 갖춰지면 요구르트 1작은술에 들어 있는 유산균은 1조 마리로 자란다. 이는 1/4컵 정도의 분량이다.

여기서 요점은 곡물이 아니라 풀을 먹여 젖소를 키우는 양질의 유기농 농장에서 생산한 요구르트 1작은술을 섭취하는 것이 아시 도필루스 유산균 한 병이나 식료품점에서 볼 수 있는 여타 제품보다 훨씬 낫다는 것이다. 그것이 동결 건조 제품보다 훨씬 좋다. 살아 있는 균이기에 그렇다. 활성화도 100배는 더 잘 된다. 이 같은 조건이 갖춰지면 박테리아는 30초마다 두 배로 늘어난다. 첫 1분 동안 네 배 증가하므로 계산해보면 한 시간 후에는 1조 마리가 넘는다.

면역 체계를 손상시키는 주된 요인은?

좋은 박테리아로 형성된 우리 면역 체계에 가장 해로운 것은 화학 물질, 특히 글리포세이트와 항생제다. 글리포세이트는 제초제로 특허를 받은 물질이다. 말 그대로 잡초를 죽이기 위해 살포하는 화학물질이다! 수용성이기에 그것이 뿌려진 토양뿐만 아니라 수자원과 공기에서도 발견된다. 우리가 먹는 식품의 품질에 관한 장에서 이에 대해 자세히 알아볼 것이다.

유당불내증이란?

유당불내증은 소화 및 흡수 불량 증후군의 하나로, 유당 분해 효소인 락타아제가 결핍돼 유당의 분해와 흡수가 충분히 이뤄지지 않는 증상을 말한다. 유당불내증이 있는 사람들은 우유 단백질의 일종인 카세인에 민감하다. 이들은 대개 아주 어린 나이에 독성 화학물질이나 글리포세이트, 항생제, 스테로이드호르몬 등에 노출되어 좋은 박테리아를 잃은 사람들이다. 귀가 아프거나 내성발톱이 생겨 항생제를 맞았을 수도 있고, 음식을 통해 글리포세이트에 노출됐을 수도 있고, 글리포세이트 같은 화학물질이 함유된 스테로이드호르몬이 들어 있는 우유를 마셨을 수도 있다.

어떤 아기들은 엄마의 모유 대신 분유를 먹고 자란다. 인간은 유당을 소화하도록 설계됐다. 그런데 왜 어떤 사람들은 그렇게 하지 못하는 걸까? 그들은 어머니에게서 스타터 배양균을 얻지 못했기 때문이다. 이런저런 이유로 제왕절개로 태어났거나 모유 수유 없이 분유로만 자라면 그렇게 될 수 있다. 이 모든 것이 좋은 미생물을 죽인다.

박테리아에 대해 이해했으니 이제 면역 식이요법으로 이 상태를 해결할 수 있는 이유를 알아볼 차례다. 면역 식이요법은 어렵지 않다. 섭취하는 음식의 음양 균형을 맞춘다. 그리고 체온을 적절히 유지해 좋은 박테리아가 자라도록 한다. 이는 닭고기와 쌀, 채소, 알칼리도, 따뜻함, 포도당을 기반으로 한다. 이것이 면역 식이요법의 원리다.

결론

자연이 의도한 방식 그대로 몸을 대하라. 우리에게 유익한 섭리다. 말 그대로 우리는 우리가 먹는 그대로다. 생존이나 사교를 위해 먹을 때는 음식에 더욱 주의를 기울여야 한다. 그렇게 해야 건강을 위한 올바른 길에 오를 수 있다. '병든 아빠' 역시 식생활을 좀 더 잘 영위해 몸 안에서 매일 좋은 박테리아가 만들어지도록 했으면 보다 나은 은퇴 생활을 누릴 수 있었을 것이다. '건강한 아빠'는 이를 자신의 일상에서 가장 중요한 요소로 여겼다. 그는 유기농 납작귀리나 유기농 현미 같은 양질의 당류와 적절한 체온으로 좋은 환경을 조성하면 몸 안에서 유익균이 만들어져 건강을 유지할 수 있을 뿐 아니라 질병이나 약물에서 자유로워질 수 있음을 알고 있었다. 현재 일흔 살인 '건강한 아빠'는 여전히 매우 활동적이며, 건강상 별다른 문제가 없고, 그 어떤 약물도 복용하지 않는다. '건강한 아빠' 자신이 이 생활방식의 건강상 이점을 입증한 것이다!

당신의 체온은 몇 도인가? 당신은 몸이 좋은 박테리아를 생성하는 요구르트 공장에 필요한 음식을 먹고 있는가? 오늘 당장 먹거나 마신 것들 중 끊어야 할 한 가지는 무엇인가?

CHAPTER 06

영양의 기본 개념

양질 대 저질

주요 식품 피라미드는 과일과 채소, 단백질, 곡물, 지방을 섭취하라고 권장하지만, 각 항목의 품질에 대해선 아무런 언급도 하지 않는다. 어떤 화학물질이 들어 있는지 모른 채 권장 차트에 따라 자신에게 좋다고 생각되는 것을 먹는 것만으로 건강한 미래를 설계할 수 있을까?

식품의 품질이란?

다이어트하는 사람에게서 종종 "정말 잘 조절해서 먹고 있습니다"라든가 "비건 다이어트 중입니다" 또는 "케토 다이어트를 하고 있습니다"라는 말을 듣는다. 그러면 나는 이렇게 질문한다. "컨디

션은 어떻습니까?" 그들은 "아주 좋습니다!"라고 대답한다. 6개월 후, 나는 그들에게 컨디션이 어떤지 다시 묻는다. 그들은 대개 이렇게 답한다. "기분은 좋은데 기력이 떨어졌어요. 왜 이렇게 몸이 처지는지 모르겠어요." 그러면 나는 다시 묻는다. "다이어트를 하면서 먹는 음식의 종류와 품질을 잘 따져보나요? 아니면 그냥 추천하는 음식을 사서 먹나요?"

'품질'이란 단어를 과소평가하지 마라. 다이어트하고 있다는 주변 지인들을 관찰해보라. 왜 그들은 다이어트 초기에는 몸 상태가 나아지는 것 같다가 얼마 안 가 때려치우고 다시 새로운 다이어트 방법을 찾는 걸까? 대답은 매우 간단하다. 거의 모든 다이어트는 유통 기한이 짧다. 그리고 거의 모든 다이어트가 개인을 대상으로 하지 않는다. 개인별 차이를 고려하지 않는다는 뜻이다. 대부분의 다이어트는 너무 음(채식주의, 과일만 먹는 다이어트 등)이나 양(황제 다이어트, 케토 다이어트 등)으로 치우쳐 있다. 이런 다이어트 방법을 따르다 보면, 어느 순간 몸이 이렇게 말하는 것만 같다. "어이, 잠깐만. 타임아웃! 이런 식으로 먹는 건 다시 생각해봐야 할 것 같아!" "이렇게 좋은 음식을 먹고 있는데 왜 나는 컨디션이 좋지 않을까?" 답은 음양과 오행, 화학물질이 포함되지 않은 양질의 품질이라는 단순한 원리로 귀결된다.

이 장에서는 당신이 품질의 중요성을 이해할 수 있도록 물과 공기, 식품, 미네랄의 품질을 다룰 것이다. 공기, 물, 음식은 인체의 생존과 건강에 필수적인 세 가지 물리적 요소다. 세 가지 비물리적 요소인 사랑과 공동체, 목적의식에 대해서는 나중에 논할 것이다. 물리적 요소의 핵심은 바로 품질이다! '건강한 아빠'는 이 부분을 되풀이해서 강조했다. 나 역시 이 영역에 관심을 갖지 않을 수 없었다. 내가 이와 관련된 질문을 던지지 않을 때조차도 그는 음식과 물, 공기의 품질을 반복해서 강조했으니 말이다.

마시기에 가장 좋은 물은?

'건강한 아빠'는 늘 지금 마시려는 물에 무엇이 들어 있지 않은지 알아야 한다고 강조했다. 내가 마시려는 물에 없는 것이 무엇인지 안다면 필요한 것을 추가할 수 있다. 그런 관점에서 역삼투압RO 정수가 최상이다. 물이 깨끗하다는 것을 믿을 수 있어서라기보다는 물에 무엇이 들어 있는지 알 수 있기에 그렇다. 그런데 사실 RO 정수는 물에서 모든 미네랄을 제거하고 산성으로 만들기 때문에 몸에 이로울 게 없다(심지어 해롭기까지 하다). 그래서 나는 미량 미네랄 보충제를 정수된 물에 추가한다. 그렇게 하면 내가 마시는 물에 무엇이 들어 있는지 알 수 있다. 미네랄 보충제는 물을 알칼리화한다. 특히 액상 해양 미네랄은 혈액과 이온 상태가 같아서 가장 흡수하기 쉬운 형태의 미네랄이라고 할 수 있다. 그 성분 중 하나는 요오드로, 음식만으로는 섭취하기가 매우 어렵다. 가장 순수한 형태의 물은 몸에 가장 좋은 친구다. 해양 미네랄을 추가하면 독성 금속 및 화학물질 제거를 촉진하는 세포 간 및 세포 밖 물질 수송을 도울 수 있다.

미네랄은 불소나 염소, 글리포세이트, 스테로이드호르몬, 항생제, 중금속, 인산염을 제거하는 세포 호흡(세포 간 및 세포 밖 물질 수송)을 돕는다. 1리터의 물에 15~20방울만 추가하면 된다. 나는 사람들에게 하루에 두 차례 물을 이렇게 만들어서 마시라고 권한다. 미네랄 보충제는 혈장 내 미네랄 균형을 이루도록 돕고, 이는 다시 삼투압 원리에 따라 세포가 독소를 방출하는 것을 돕는다. 염분을 제거한 액상 해양 미네랄은 또한 물을 알칼리화한다. 둥근 유리병에 넣고 시계 방향으로 1분 동안 저어준 후 냉장 보관하는 것만으로 활력 넘치는 물을 만들 수 있다.

우리 몸에 물이 많거나 적은지
어떻게 알 수 있는가?

하루에 최소 2리터 정도 양질의 액체를 섭취하라. 여기서 중요한
것은 '양질의'라는 조건이다. 지역별로 상황은 다를 수 있다. 사막
기후 지역에서는 서늘한 지역에서보다 더 많은 물이 필요하다. 어
디에 살든 소변을 잘 살펴라. 그렇다. 역겹게 들릴지도 모르지만,
진실은 거기에 담겨 있다. 소변이 너무 맑으면 몸에 물이 너무 많
거나 음이 너무 과한 상태라는 의미다. 너무 깨끗한 소변은 신장을
불필요하게 열심히 일하게 해서 신장이 과부하 상태라는 의미다.
소변이 너무 진한 노란색을 띠면 양이 과도하다는 의미다. 극단적
인 경우로 주황색이면, 이는 수분이 부족하다는 뜻으로 물을 더 많
이 마셔야 한다.

'건강한 아빠'는 소변을 라이트 맥주와 비교하라고 말했다. 나
는 웃으며 답했다. "맥주요? 저는 맥주를 마셔본 적이 없어요. 항
상 운전을 도맡아했지요!" 맥주 한 방울 마시지 않아도 우리 소변
은 그와 똑같은 색이 될 수 있다! 그는 이렇게 설명했다. "소변은
밝은 색조를 띨수록 좋다네. 약간 색을 띤 소변은 체세포의 수분
공급이 원활하고 몸이 필요로 하는 혈장의 미네랄이 고갈되지 않

은 상태라고 할 수 있지. 소변을 잘 살펴야 돼. 하루 종일 색이 너무 짙으면 더 많은 물을 마시고, 아침에 소변이 너무 맑다면 그날은 물을 덜 마셔야 해. 그렇게 우리는 소변을 보면서 수분을 얼마나 섭취해야 하는지 결정할 수 있어. 물을 마시는 건 곧 우리 몸에 수분을 공급하는 것이고, 수분은 최고의 항염증제라는 사실을 잊지 말게."

RO 정수와 증류수는?

증류수는 산성이면서 용해된 미네랄이 없는 물로, 몸에서 독성 물질을 제거하는 능력이 있다. RO 정수와 비슷하지만, 다른 과정을 거쳐 생성된다. 증류수로 몸을 해독하면 1∼2주 동안은 도움이 될 수도 있다. 그러나 미네랄이 없는 물은 신체를 고갈시킬 뿐, 더 이상 해독제 역할을 하지 못한다. 증류수의 단점은 오래 마실수록 미네랄 결핍증이 발생하고 산성 상태를 만들 가능성이 높다는 것이다. 부작용으로는 부정맥이나 고혈압, 인지 및 감정 장애 등이 있다.

'건강한 아빠'는 RO 정수와 증류수는 모든 것을 꺼내는 것이기에 "물에 무엇이 들어 있지 않은지 알 수 있다"는 장점이 있다고 설명했다. 여기에 미네랄 보충제를 추가하면 pH 값이 알칼리성 수준으로 높아진다. RO 정수는 순수한 물을 얻을 수 있는, 훨씬 쉽고 저렴한 수단이다. 그래서 내가 RO 정수를 추천하는 것이다.

명심하라. 아침에 일어나 가장 먼저 해야 하는 일은 수분을 보충하는 것이다. 아침에 일어나면 아무것도 마시지 않은 채 8시간 이상 보낸 상태이기에 약간 탈수 상태가 된다. 아침에 보는 소변 색은 낮보다 더 짙은 경향이 있다. 이 경우, 혈액의 전해질을 보충하기 위해 체액의 미네랄로 수분을 공급하고 싶어진다. 적절한 수분 공급은 혈액을 묽게 하는 혈장을 더 많이 생성하므로 매우 중요하다. 음이 과도하면 위를 따뜻하게 하는 무언가를 마시고 싶어진다. 이것은 간을 정결하게 하고 장의 수분을 늘리는 효과를 수반한다. 탈수는 변비를 유발한다. 대장에서 체액을 흡수하기 때문이다. 수분이 부족하면 혈장의 수분을 유지하기 위해 장에 있는 수분을 흡수하기에 탈수로 인한 변비가 생긴다.

혈장의 수분을 일정 수준으로 유지하는 것이 중요하다. 아침에 일어나면 가장 먼저 무엇인가를 마시고 30분 정도 기다렸다가 식사하라. 나는 물에 미량 미네랄을 추가해 수분을 공급한다. 체액이 혈액뿐만 아니라 세포 속으로도 들어가도록 촉진하고 싶기에 미네랄 첨가제를 섭취하는 것이다. 그렇게 세포 내부에 세포 간 체액을 유지하면 하루를 더 활기차게 보낼 수 있다. 이것이 근육 세포를 유지하는 방법이다. 미네랄이 충분하지 않으면 근육 세포가 수분을 유지할 수 없어 근육이 약해진다.

하루를 시작하는 데 가장 좋은 음료는?

아침에 마시기에 가장 좋은 음료를 추천한다. 혈액에 영양을 공급하고 해독하며 장과 간, 조직 세포에서 중금속과 화학 독소를 제거하는 일일 디톡스 영양소 믹스다. 무엇이든 먹기 한 시간 전에 마시는 게 가장 좋다. 그렇게 하면 혈액 속으로 더 빨리 들어가고, 간으로 바로 가서 수분을 공급하고 우리 몸을 정화한다. 가급적 늦은 오후에 한 번 더 마시는 것을 추천한다. 편의를 위해 건조된 재료를 미리 혼합해서 용기에 담아 다녀도 좋다. 아래 제시한 비율로 재료를 섞기 바란다.

유리병에 RO 정수를 넣고 액상 해양 미네랄을 넣은 후 기호에 따라 신맛이 나는 과일 주스를 섞은 다음 디톡스 영양소 믹스를 한 스푼 정도 넣은 뒤 뚜껑을 덮고 잘 섞이도록 흔들어주면 된다. 이 순서대로 하면 병 바닥에 덩어리가 달라붙지 않는다.

일일 디톡스 영양소 믹스의 기본 레시피

- 스피룰리나 분말 1/2작은술   단백질, 비타민 B, 엽록
  소 등을 함유한 남조류

- 알긴산나트륨 분말 1/4작은술

- 붉은 해조류 분말 1/4작은술

- 사과나 과일의 펙틴 분말 1/4작은술

- 차전자피 가루 1작은술

- 해양 미네랄 농축액 25～40방울   미량 미네랄을 섭취하
  기 위한 액상 해수

참고   대변이 너무 묽으면 해양 미네랄 농축액을 절반 정도
로 줄인다. 처음에는 15～20방울 정도로 적게 시작
해서 몸이 편안하게 받아들이는 수준으로 늘린다.

디톡스 영양소 믹스에 추가할 수 있는 기타 항목

디톡스 영양소 믹스를 추가해도 좋다. 필수는 아니고 별도로 첨가
하면 좋은 정도로 보면 된다. 체리나 크랜베리, 블루베리, 석류 등
신맛이 나는 과일 주스나 농축액을 첨가해 맛을 가미할 수도 있다.
RO 정수 350밀리리터에 60밀리리터의 주스 또는 15밀리리터의

농축 주스를 더한라. 단, 단맛이 나는 과일의 주스나 인공 설탕이 첨가되지 않았는지 확인해야 한다. 신선한 채소 주스와 RO 정수를 5 대 5의 비율로 혼합해 추가하는 것도 좋다.

좀 더 편하게 이용하고 싶다면 다음과 같은 비율로 대량 만들어 냉동실에 보관하면 된다. 그렇게 하면 매일 조금씩 만들 필요가 없다. 커다란 그릇에 재료를 넣고 잘 섞어주기만 하면 된다. 대량 보관용 믹스의 재료별 비율은 다음과 같다.

- 알긴산나트륨 1컵
- 붉은 해조류 1컵
- 사과나 과일의 펙틴 1컵
- 차전자피 2컵
- 스피룰리나 3컵
- 프로바이오틱스 3컵

RO 정수를 이용하는 것의 중요성은 아무리 강조해도 지나치지 않다. 물에 화학물질이나 불순물이 전혀 없다는 것을 아는 게 그만큼 중요하다는 뜻이다. 수돗물에는 나쁜 화학물질과 약물, 금속, 염소, 불소가 포함되어 있으므로 사용하면 안 된다.

나는 이 아침 음료를 30년 동안 애용하고 있다. 스피룰리나와 액상 해양 미네랄의 영양소가 거의 완벽한 균형을 이루는 이 음료는 나를 원기왕성하게 만든다. 여기에 추가적으로 크릴 오일 형태의 오메가-3 오일(750~1000mg)을 섭취하면 좋다. 이는 간과 혈장에 영양을 공급해준다. 오메가-3 오일의 지방은 간에서 나쁜 지방의 대사 작용을 돕는다. 내가 크릴 오일을 별도로 섭취하는 이유다. 알긴산나트륨은 해조류이고, 사과의 펙틴과 차전자피는 팽창제다. 이것들은 대장에 수분을 공급하고 박테리아의 성장을 촉진한다. 또한 장관 내 찌꺼기에 독성 물질을 결합시켜 배변으로 제거되게 한다.

이 아침 음료를 마시면 우리가 섭취하는 독소의 85퍼센트 정도는 결코 혈액으로 들어가지 않게 된다. 장에 있는 박테리아가 그러한 독소를 장관의 셀룰로오스 섬유질에 부착해 변으로 배출되게 만들기 때문이다. 독소가 결코 간에 이르지 않게 되는 것이다. 디톡스 믹스는 당신이 선택할 수 있는 최고의 정화제이자 영양제다. 매일 아침 마시면 음식을 골고루 잘 먹는 사람들이 일주일 동안 섭취하는 것보다 더 많은 영양을 얻을 수 있다!

일일 디톡스 영양소 믹스에 대한 보다 자세한 내용

1. 좋은 미네랄은 세포에서 나쁜 물질을 제거하고 좋은 물질을 들여오는 삼투압을 생성해 적절한 수분 및 영양 공급에 기여한다. 이것이 바로 세포 호흡이라는 것이다. 디톡스 영양소 믹스에는 미량 미네랄이 다량 포함돼 있다. 그중에서도 요오드와 마그네슘은 대부분의 사람들에게 결핍되어 있기에 특히 중요하다. 이와 더불어 식단에 해초나 해수, 해산물, 해조류를 포함시키는 게 좋다.

2. 스피룰리나와 홍조류는 훌륭한 엽록소다. 대부분의 사람들은 엽록소라고 하면 녹색을 생각하지만, 엽록소는 a, b, c, d, e형이 있으며 각각의 반사광선이 다르다. 식단에 필수적이지만 많이 언급되지는 않는 다양한 엽록소를 공급하려면 파란색, 빨간색, 주황색, 노란색 등 전체적인 색상 스펙트럼이 필요하다(엽록소 b, c, d, e가 보조색소로 역할하며 엽록소 c는 갈조류, d는 홍조류 등에 포함되어 있기에 그렇다―옮긴이). 이를 통해 다량의 칼슘과 마그네슘을 섭취할 수 있으며, 혈액을 알칼리화해 세포의 삼투압 물질 수송을 돕는다. 스피룰리나는 또한 양질의 단백질과 약간의 비타민 C를 함유하고 있다. 이와 더불어 신선

한 유형의 엽록소를 섭취하기 위해 케일이나 콜라드, 고수 같은 채소를 가볍게 조리해 하루에 두 컵 분량까지 섭취하는 것이 좋다.

3. 오메가-3 오일(특히 DHA)은 건강에 필수적이다. 비타민 D_3(지금은 면역 호르몬이라고 함)를 생성시켜 면역력을 높이고 칼슘의 흡수를 도와 pH를 증가시켜 혈액을 알칼리화한다. 오메가-3 오일은 또한 신진대사율을 높이고 독성 화학물질과 중금속의 체내 저장소인 오메가-6 LDL 및 오메가-9 트랜스 지방을 분해하는 세제 같은 역할을 한다. 이의 공급을 위해 하루에 적어도 750~1000mg 정도 크릴 오일을 섭취하라. 또한 풀을 먹여 키운 소의 젖으로 만든 버터를 1~2큰술 섭취하거나 다른 양질의 지방을 식단에 추가하라.

4. 차전자피와 사과 등 과일의 펙틴은 중금속을 결박해 몸 밖으로 운반한다. 펙틴의 섭취량은 체중 45킬로그램 기준으로 하루 500mg씩 두 차례가 적절하다. 70킬로그램인 경우 800mg씩 두 차례, 90킬로그램인 경우 1000mg씩 두 차례 정도가 적절하다는 의미다.

5. 프로바이오틱스나 발효 식품, 영양소 믹스에 함유된 좋은 박테리아는 장내 미생물 작용으로 소화를 도와 장을 건강하게

하고 면역력을 키운다. 이는 또한 섬유질을 음식물에 섞인 중금속과 결합시켜 대변으로 제거한다. 다양한 종류의 좋은 박테리아를 하루에 여러 번 섭취하라.

6. 양질의 음료는 나쁜 미네랄을 제거하는 데 도움이 되는 체액을 제공한다. RO 정수로 만든 허브차나 녹색 채소 주스를 추천한다. 소변이 거의 투명한 노란색을 띨 정도로 충분히 마시는 게 좋다. 평소보다 많이 마시고 소변의 색을 관찰해보라.

RO 정수는 당신이 마시는 물에 무엇이 없는지 알려준다

RO 정수는 다음 중 어느 것도 포함돼 있지 않다.

1. 독소	내분비 교란 물질(호르몬), 스테로이드, 항생제, 글리포세이트, 유전자 변형 생물(GMO), 산업 오염으로 생성된 독성 중금속(수은, 알루미늄, 니켈, 카드뮴, 크롬, 납, 세슘, 바륨, 스트론튬 등)
2. 화학물질과 공해 물질	살충제, 제초제, 약물, 불소 및 염

		소, 폴리염화비페닐(PCB), 폴리염
		화비닐(PVC)
3.	0.5미크론보다 큰 입자	박테리아, 아메바, 원생동물, 대부
		분의 바이러스 등

독소 제거를 증진하기 위해 할 수 있는 다른 일

1. 사우나나 이온 족욕
2. 땀을 흘리는 운동
3. 음양에 맞춰 준비한 양질의 유기농 식품

디톡스 영양소 믹스 마시는 법

순수한 영양소와 수분이 혈액에 들어갈 수 있도록 디톡스 영양소 믹스를 마시고 나서 한 시간 정도 기다렸다가 식사하는 것이 가장 좋다(음식이 흡수를 늦추기 때문이다). 그래야 간에 보다 좋은 영향을 미칠 수 있다. 이것은 당신이 할 수 있는 가장 안전한 해독 중 한 방법이다. 하루도 빠짐없이 1년 내내 계속 그렇게 하는 것이 바람 직하다.

디톡스 영양소 믹스는 모든 사람에게 효과적이지만, 임산부는 무리가 따를 수도 있으니 4분의 1 분량만 섭취한다. 디톡스 영양소 믹스의 모든 재료는 미네랄이 풍부한 천연 식품이다. 특히 임산부는 좋은 박테리아와 함께 좋은 미네랄을 공급받는 것이 중요하다. 여기서 주의할 점은 임신 중에는 정말 좋은 음식을 먹을 수 있는 상황이 아니라면 정규 섭취량의 4분의 1만 섭취해야 한다는 것이다. 그보다 많이 섭취하면 해독이 너무 빨라져 메스꺼움이 심해질 수 있다. 아기에게 무언가를 과도하게 공급하지 않기 위해서는 섭취량을 제한하는 게 좋다. 앞서 언급했듯, 첫 번째 접종은 어디에서 이뤄지는가? 그렇다. 아기가 산도를 내려오며 입술이 엄마의 질벽에 닿을 때다. 그 다음 모유 수유로, 아기는 태어난 뒤 3일 동안 초유를 먹는다. 이것이 아이가 평생 가지고 가는 면역의 토대가 된다. 디톡스 영양소 믹스는 당신과 아기에게 훨씬 더 나은 영양을 제공해 이 모든 과정에 도움을 준다.

음식의 질이 중요한 이유는?

건강에는 가격을 매길 수 없다! 음식의 품질은 건강한 삶을 살 수 있는 열쇠다. 양질의 식품이란 양질의 토양에서 유기농으로 재배한 신선한 제철 식품을 말한다. 가공 과정을 거치지 않아 화학물질이나 첨가물이 들어가지 않은, 자연이 만든 그대로의 식품 말이다.

다시 말하지만, 음식도 물도 품질이 가장 중요하다. 우리가 노년에 직면하는 대부분의 질병은 어렸을 때 먹은 것과 직접적인 상관관계를 갖는다. 대부분의 다이어트 방법은 좋은 의도로 만들어졌지만 음식의 품질에 대해선 구체적으로 설명하지 않는다. 대개 고기를 먹지 말라거나 채소를 멀리하라고 강조하면서 중요한 정보는 빠뜨린다. 가장 중요한 정보는 무엇인가? 진정한 양질의 음식을 먹으라는 것이다! 식탁에 음식이 올라오기까지 개입된 손이 적을수록 당신의 삶은 더 나아질 것이다.

이야기를 하다 보니 환자들과 나눈 대화가 생각난다. 환자들은 내게 "다이어트를 시작하면서 전보다 건강에 이롭다는 식생활을 유지하고 있는데 왜 몸이 점점 안 좋아지는 걸까요?" 또는 "일정한 시간이 지나면 왜 다시 원래대로 돌아갈까요?"라는 질문을 던지곤 했다. 주된 이유는 섭취하는 음식의 품질에 있다는 것이 나의 대답이었다. 이에 대한 내 조언은 단순하게 유지하라는 것이다. 고기 위주의 다이어트라면 목초로 사육한 쇠고기나 방목한 닭, 자연산 생선인지 확인한다. 채소와 과일 위주의 다이어트라면 유기농인지 확인한다. 그래야 화학물질에 덜 노출되기 때문이다. 토양의 질이 예전 같지 않기에 미네랄이 부족해서 우리 몸에 충분한 영양소를 제공하지 못한다는 것도 염두에 둬야 한다.

음식에서 충분한 영양소를 얻지 못하면 식사 후에도 계속 허전함이 느껴진다. 좋아하는 패스트푸드점에 가서 햄버거와 감자튀김, 탄산음료를 주문하라. 그 음식들로 식사를 마친 후 기분이 어떠한가? 속이 허전하고 여전히 배고픈 느낌이 든다면, 그것은 당신이 방금 먹은 것의 영양소가 기본적으로 그것이 담겨 있는 종이 상자와 엇비슷하기 때문이다!

우리 몸은 영양소를 취해 이를 사용하는 방식으로 기능하도록 설계됐다. 그렇기에 음식에 영양소가 부족하면 결핍을 보충하기 위해 더 많은 음식을 필요로 하게 된다. 비만은 오늘날 선진국에서 가장 경각심을 불러일으키는 질환 중 하나로 통한다. 우리가 먹는 음식에 양질의 영양소가 부족하면? 자신도 모르는 사이에 더 많이 먹게 된다. 여기에 운동 부족으로 상황이 악화되면서 갈수록 체중이 늘어난다. 지금 당장 일어나 우리가 우리 몸에 무엇을 하고 있는지 깨달아야 한다!

지방의 질이 중요한 이유는?

오메가-3 같은 양질의 지방이 있으면 인슐린이 필요하지 않으므로 염증을 피할 수 있다. 양질의 지방은 비타민 D 함량도 높아서 칼슘을 흡수한다. pH가 안정적인 수준이면 유익한 박테리아를 키울 수도 있다. 박테리아는 음식을 분해하고 효소를 작용시켜 영양소를 뽑아내는 주요 요인이다. 우리 몸은 그 과정에서 당연히 영양을 얻는다. 좋은 지방은 몸에서 나쁜 지방의 대사를 돕는다. 몸에 들어온 화학물질 및 중금속(알루미늄, 수은, 글리포세이트 등)은 휴면 지방 세포에 축적된다. 독성 화학물질과 중금속으로 지방 조직에 과부하가 걸리면 그것들이 인접한 장기 조직으로 침출되고 암의 주요 원인으로 작용한다. 좋은 지방이 없으면 나쁜 지방을 분해해서 독성 물질을 제거하는 능력을 잃게 된다.

짚고 넘어가야 할 중요한 개념이 있다. 오메가-3 지방과 미량 미네랄(특히 요오드)이 있으면 뇌의 신진대사율이 높아져 세로토닌과 엔도르핀(행복 물질) 수치가 높아진다. 이러한 행복 물질의 수치가 높아지면 생물학적(신체) 신진대사가 증가하면서 우리 몸에 저장돼 있던 나쁜 지방을 연료로 태운다. 그 결과 독성 화학물질을 혈액으로 되돌려놓는데, 매일 디톡스 영양소 믹스를 섭취하는 것만으로도 이를 쉽게 제거할 수 있다. 디톡스 영양소 믹스는 몸에서 질병을 유발하는 독소를 제거하는 데 도움이 되는 가장 자연스러운 방법 중 하나다.

'건강한 아빠'는 "당신이 먹는 것이 바로 당신"이라는 진리를 거듭 강조했다. 배변한다고 해서 방금 먹은 나쁜 음식이 모두 없어지는 것은 아니다.

좋은 지방이란?

양질의 지방은 DHA, EPA, ALA 같은 오메가-3 계열의 지방PUFA(고도불포화 지방산)이다. 이것들은 풀을 먹여 키운 가축의 고기나 유지방, 버터, 크릴새우나 연어 같은 야생 어류의 어유, 그리고 방목한 닭 같은 자연적으로 키운 동물의 고기나 알 등에서 나온다. 음식을 통해 이런 지방을 섭취하면 지방 대사가 빨라진다. 여기에 해양 미네랄 농축액을 추가하면 신체가 세포 호흡을 더 잘 수행해 세포에서 중금속을 제거할 수 있다. 사과의 펙틴은 중금속과 결합해 독성을 제거하는 데 기여한다. 이 모든 과정이 양질의 지방과 함께 수행된다.

좋은 지방의 또 다른 이점은?

'건강한 아빠'에게 오메가-3 오일을 처리하기 위해 비타민 D_3가 필요한지 물은 적이 있다. 그는 단호히 고개를 저었다. 햇빛을 충분히 받지 못해 비타민 D가 부족하면 오메가-3 오일로 보충할 수 있다는 것이 그의 대답이었다. 비타민 D는 칼슘을 흡수해 몸을 알칼리성으로 만들고, 체온을 높이며, 유익균을 증식시켜 우리 몸을 건강하게 만든다.

체내에 양질의 비타민 D_3가 충분하면 더 많은 양의 알칼리도가 발생해 혈액의 칼슘 균형과 알칼리도를 유지하기 위한 칼슘을 생성하는 데 도움이 된다. 이는 장의 알칼리도를 유지하는 데도 도움이 되며, 다시 올바른 박테리아를 성장시키는 데 기여한다. 그렇다면 면역 반응을 일으키는 데는? 좋은 지방은 더 나은 면역 체계로 이어지는 비타민 D 생성 능력을 증진한다. 햇빛을 제외하고 비타민 D_3 생성에 도움이 되는 오메가-3 지방의 가장 좋은 공급원은 레드 크릴 오일과 자연산 연어, 방목한 소의 버터와 지방, 방목한 닭의 계란 등이다.

오메가-3 지방의 품질에 대한 연구

1920년대 초 치과 의사인 웨스턴 프라이스Weston A. Price는 사람들의 치아를 관찰하기 위해 전 세계를 돌아다녔다. 그가 쓴 528페이지 분량의 저서《영양과 신체 퇴행Nutrition and Physical Degeneration》에는 그가 세계 곳곳을 찾아가 연구한 내용이 담겨 있다. 그의 책을 읽으면서 나는 다음과 같은 정보에 매료됐다. 스위스 알프스에 위치한 뢰첸탈 밸리 지역을 소개한 부분이다. 이곳에는 치과 의사도, 의사도, 경찰도, 감옥도 없었다. 필요하지 않기 때문이다. 프라이스 박사는 또한 로마의 바티칸에서 이곳 남자들을 호위병으로 뽑곤 했다고 이야기했다. 그 이유는 무엇일까? 결핵이나 여타 질병에 걸리지 않은 건강한 청년들이었기 때문이다. 그들은 매우 훌륭한 면역 체계를 지니고 있었다. 그들은 초봄에 풀을 먹여 키운 소에게서 짜낸 우유로 버터를 만들었다. 초봄의 버터 및 치즈 수확을 경축하는 감사절 행사를 열 정도였다. 소가 신선한 봄 풀을 먹고 생산하는 우유는 그들에게 매우 중요한 영양소 공급원이었다. 이들은 그해의 영양이 가장 풍부한, 최고 품질의 유지방을 만들었다. 봄철 소의 젖에서 나오는 이 양질의 지방은 그 마을이 가장 중요시하는 건강하고 행복한 삶을 영위할 수 있는 영양분을 제공했다.

마을 장로들은 그 유지방을 모아 지역사회 전체가 1년 동안 일용할 버터를 만들었다. 모든 마을 사람들이 버터를 배급 받아 매일 적은 양이나마 식단의 보충 재료로 활용했다. 이것은 그들의 건강한 삶에 매우 중요한 역할을 했으며, 그들이 가진 믿음 체계의 일부가 되기까지 했다. 코셔법(유대교 율법에 따른 식사법)이나 여타 종교적 식사 의식이 그렇듯, 음식과 관련된 모든 관습은 사람들의 건강을 증진하기 위해 만들어졌다. 그러면서 음식에 대한 관습은 종교의 일부가 됐다(그 반대가 아니라)! 1931~1932년 그 계곡을 방문한 프라이스 박사가 목도한 것은 바로 그런 상황이었다.

책을 읽어 나갈수록 이해의 폭은 넓어졌다. 어린 시절 나는 '병든 아빠'가 땅과 토양, 농작물에 대한 전문가라고 굳게 믿었다. 한 번은 아버지가 나를 건초 창고에 보냈다. 그러면서 나에게 어떤 건초를 팔고 어떤 건초는 팔면 안 되는지 구체적으로 알려주었다. 팔지 않는 건초는 소들에게 먹였다. 내가 아버지가 알려준 것과 반대로 두 번째 경작한 곡물의 건초 대신 첫 번째 경작한 곡물의 건초를 팔았다는 것을 알았을 때 아버지는 내게 심하게는 아니지만 화를 냈다. 두 번째 건초도 물론 양질의 건초였지만, 첫 번째 경작한 작물의 건초만큼 좋지는 않았다. '병든 아빠'가 그렇게 윤작과 가축 사육법에 대해 잘 알았던 것처럼 영양에 대해서도 충분히 이해했다면, 첫 번째 경작한 작물의 건초와 네 번째 경작한 작물의 건초를 구분하는 것처럼 자신의 식탁에서도 양질의 식품을 구분했다면, 분명히 정크푸드를 멀리했을 것이다.

나는 세계 곳곳에 스위스의 그 계곡 같은 건강한 공동체가 있을 거라고 생각한다. 우리가 그들에 대해 잘 모를 뿐이다. 나는 그런 공동체가 금광보다 더 귀중하다고 생각한다. 음식은 먹을 수 있지만 금괴는 먹을 수 없지 않은가. 누군가는 "금으로 더 많은 음식을 살 수 있어요!"라고 외칠지도 모른다. 옳은 얘기다. 그러나 양질의 음식을 살 수 없다면 황금인들 무슨 소용 있겠는가?

공기의 질이 중요한 이유은?

'프라나 기' 또는 '허파 기'라 부르는 호흡은 공기에서 폐로 끌어들이는 산소가 핵심이다. 폐는 공기 중 산소를 흡입한 후 이산화탄소를 배출한다. 이 역시 세포 간, 세포 밖 영양소 전달과 유사하므로 세포 호흡이라 할 수 있다. 좋은 것은 들어오고 나쁜 것은 나간다. 이것은 신체가 폐기물을 제거하는 또 하나의 방법이다. 허파 기는 신장 기를 보호하기 위해 생활과 휴식 과정을 따른다.

깊은 잠에 빠졌을 때 가장 잘할 수 있는 리듬 호흡은 활력과 감정을 관리하기 위해 고대로부터 이어져온 관행과 관련 있다. 이는 마음을 지배하는 훈련으로, 대부분의 영적 수행에 이용된다. 스트레스가 매우 심할 때 긴장을 푸는 좋은 방법으로 심호흡을 하는 것이 있다. 심호흡을 할 때는 들숨의 두 배만큼 길게 숨을 내쉬는 것이 중요하다. 이렇게 숨을 쉬면 당신의 몸에서 독성이나 산성을 덜어준다. 좋은 품질의 알칼리성 음식이나 음료를 섭취하는 것보다는 심호흡하는 것이 혈액을 더 빨리 알칼리화할 수 있다는 사실을 알 필요가 있다!

공기가 오염된 곳에서는 어떻게 해야 할까?

심각한 호흡기 문제를 일으킬 정도로 공기가 나쁜 곳에서는 어떻게 해야 할까? 전 세계 주요 대도시들은 대부분 대기의 질이 나빠 호흡기 문제를 겪는 사람들이 많다. (물론 그렇다고 금방 죽어버리는 건 아니지만) 그런 도시에 거주한다면 음식이나 물과 관련해 앞서 말한 내용을 잘 따라야 한다. 몸에서 오염 물질을 제거하는 데 도움이 되는 좋은 방법이기에 그렇다. 실내에서 녹색 식물을 기르는 것도 도움이 된다. 식물을 많이 기를수록 공기의 질은 더 좋아진다.

적절한 호흡 방법은?

호흡을 제대로 잘하기 위한 간단한 방법을 소개한다. 한 손은 가슴에, 한 손은 복부에 놓고 어느 손이 올라가는지 관찰한다. 가슴에 올린 손이 올라간다면 당장 호흡법을 바꿔야 한다. 복부에 올려놓은 손이 올라가야 한다는 얘기다. 복부의 장기를 활성화하는 것이 올바른 호흡법이다. 복식호흡은 복부의 장기를 움직여 더 많은 순환이 이뤄지도록 돕고 기능을 증진한다.

심호흡도 중요하다. 방법은 간단하다. 천천히 깊이 숨을 들이마시고 두 배로 길게 숨을 내쉬면 된다. 특히 스트레스 받을 때 효과적인 호흡법이다.

나는 '건강한 아빠'와 호흡에 관한 얘기를 나누며 에크하르트 톨레Eckhart Tolle의 《지금 이 순간을 살아라Power of Now》라는 매혹적인 책을 언급했다. 에크하르트는 이 책에서 호흡에 집중하는 동시에 생각에도 집중할 수는 없다고 지적했다. 호흡에 집중하면 지금 이 순간으로 인도되어 아직 실체화되지 않은 삶의 미래에 대해 걱정하지 않게 된다.

'건강한 아빠'는 스트레스가 면역 체계를 저하시키기 때문에 나쁜 음식보다 몸에 훨씬 더 해롭다고 강조했다. 스트레스를 풀기 위

해 적절하게 호흡하는 것은 음식과 물, 공기의 질과 마찬가지로 면역 체계를 돕는다.

올바른 호흡의 원리를 치료에 적용한 사례

흡연자가 담배를 끊는 게 왜 그렇게 어려운지 생각해본 적 있는가? 호흡에 중독되기 때문이다! 흡연자는 제대로 호흡하는 방법을 알고 있다! 스트레스를 받으면 담배를 들고 피우기 시작한다. 담배는 제대로 숨을 쉬게 만든다. 연기를 들이마신 뒤 연기를 빼내기 위해 두 배 정도 길게 숨을 내쉬게 만들지 않는가. 이렇게 하면 몸과 마음이 이완되기 시작한다. 이와 더불어 몸의 산성이 덜어진다. 따라서 담배를 끊고 싶다면 담배 연기 없이 숨 쉬는 법을 배워야 한다. 담배를 끊는 가장 좋은 방법은 스트레스를 받아서 담배를 손에 쥐더라도 불을 붙이지 않는 것이다. 대신 담배를 입에 물고 피우는 척하며 제대로 심호흡을 한다. 그렇게 담배 연기 없이도 긴장을 푸는 방법을 배우게 되면 결국 담배를 끊게 될 것이다. 나는 이 간단한 원리로 많은 환자들이 담배를 끊도록 도왔다.

킬레이션 요법이란 무엇인가?

신체에서 중금속을 제거한다는 의미로만 본다면 킬레이션Che-lation 요법은 본질적으로 단순 해독과 비슷하다. 가장 큰 차이점은 독한 화학물질을 사용한다는 것인데, 킬레이션 요법은 좋은 미네랄이든 나쁜 미네랄이든 모두 고갈시키며 신장에 크나큰 부담을 가한다. 킬레이션 요법은 세포 안팎으로 자연적인 물질 수송이 이뤄지도록 특정 미네랄의 전이 능력을 이용한다. 만약 킬레이션 요법을 적용한다면, 보다 느린 속도로 수행해야 한다. 그래야 신장의 부담을 덜 수 있다. 해조류와 해수 또는 미네랄 보충제를 이용하는 것은 자연과의 균형을 더욱 증진하는 방법이므로 신장에 훨씬 덜 해롭다. 이것이 내가 매일 디톡스 영양소 믹스를 섭취하는 또 하나의 중요한 이유다.

자유래디컬이란?

자유래디컬 free radical은 세포 내부로 들어가 미토콘드리아 기능에 변화를 가하는 산화제다. 달리 말해, 미토콘드리아 독성 후생적 화학물질이다. 이 화학물질은 DNA와 RNA의 소통을 방해해 세포 기능에 변화를 가하고, 그 결과 세포는 암세포나 병원성 질병 세포로 변한다. 이 모든 것이 화학물질에서 비롯된다.

미국식품의약국FDA과 미국환경보호청EPA이 사용 승인한 화학물질은 20만 종류가 넘는다. 여기에 미국의학협회AMA가 권장하는 질병에 대한 약물이 추가된다. 거기에 가공식품을 추가하고, 전자레인지를 사용해 식품의 본성을 바꿔 요리하는 경우까지 더해보라(이 두 가지는 식품의 영양을 훨씬 떨어뜨리는 주요 원인이다). 게다가 오늘날 우리는 특정한 무엇은 너무 많이 섭취하고 다른 것은 충분히 섭취하지 않는다. 그 모든 결과는 건강 악화로 나타난다. 내가 다닌 의학대학원의 병리학 교수는 늘 "적응하지 않으면 죽는다"라고 말했다. '건강한 아빠'라면 웃으며 이렇게 답할 것이다. "다들 적응하면서 죽어가고 있소이다."

유기농 식품은?

식사에 대해 알아야 할 가장 중요한 것은 당신이 구할 수 있는 가장 영양가 있는 음식을 섭취해야 한다는 사실이다. 유기농 통곡물에 콩류와 채소를 기본으로 하는 식단이 가장 바람직하다. 여기에 맛을 내기 위해 동물성 식품을 소량 추가한다. 조미료나 양념은 가급적 조금씩만 사용하고, 샐러드와 채소에는 버진 올리브 오일 같은 고급 기름만 사용하라. 코코넛 오일을 사용하는 것도 좋다. 바다 소금은 몸에 중요하고 필수적인 미네랄을 함유하고 있는 중요한 양념이다. 소금은 맛을 느낄 수 있을 만큼만 음식에 넣어 조리하는 것이 가장 좋다. 소금을 두려워하지 마라. 바다 소금을 소량 또는 적당량 사용하면 된다.

정기적이고 일상적으로 좋은 박테리아를 섭취하라. 프로바이오틱스나 발효 및 배양 식품을 섭취하면 된다. 이는 소화와 면역 체계에 가장 중요한 요소다.

유기농과 비유기농의 차이점은?

'유기농'이라는 라벨은 작물 재배 과정에서 처음부터 끝까지 화학 물질을 사용하지 않았다는 인증을 받았다는 뜻이다. 이는 또한 제초제를 견뎌내도록 변형된 GMO 작물이 아님을 의미한다.

유기농 식품, 왜 비쌀까?

환자들은 종종 유기농 식품이 좋은 건 알겠는데 일상적으로 섭취하기엔 너무 비싸다고 말한다. 그런데 건강의 가격은 얼마일까? 장기적으로 유기농 식품을 섭취하는 데 들어가는 총비용을 계산해보자. 질병에 걸려 병원에 돈을 쏟아붓는 것보다 훨씬 더 많은 돈을 절약할 수 있음을 알게 될 것이다. 은퇴한 뒤 가장 많은 비용이 소요되는 부문은 의료비다. 건강보험의 혜택을 온전히 누리지 못한다면 그 부담은 훨씬 커진다. 우리가 일해야 하는 이유는 식탁에 음식을 차려놓기 위해서이기도 하지만, 그에 못지않게 중요한 이유로 만일의 상황에 대비해 건강보험에 들기 위해서라는 것을 생각해볼 필요가 있다.

　돈이 아무리 많은들 건강을 잃으면 무슨 소용인가. 은퇴할 무렵, 질병의 노예가 된 환자들을 자주 본다. 이들은 대개 15가지가 넘는 약을 복용하거나, 지팡이나 보행기에 의존해 겨우 움직이거나, 산소 탱크가 부착된 휠체어에 묶여 지낸다. '병든 아빠'가 은퇴하면서 바로 안락의자에 의존하는 생활에 들어간 것처럼 말이다.

　'건강한 아빠'는 말했다. "나는 마시는 물에 무엇이 들어 있는지 알고 싶은 것처럼 내가 먹는 음식에 무엇이 들어 있는지도 알고 싶다네." 유기농 식품으로 식단을 짜면서 화학물질을 피하는 것이 상책이다! 오늘날 가장 큰 비극 중 하나는 우리가 소비하는 음식의 품질이 좋지 않다는 사실이다. 그것이 질병의 주요 원인이기에

———————

하는 말이다.

이런 질문을 하고 싶은 독자도 있을 것이다. "이런 가르침과 관련된 구체적인 사례를 말씀해주시겠습니까? 당신이 하라는 그대로 따른 덕분에 건강 문제로 귀중한 시간과 돈을 잃지 않은 사례 말입니다." 그러면 나는 이렇게 답할 것이다. "바로 나 자신이 구체적인 사례입니다!"

대학 시절에는 맥앤치즈, 대학원 시절에는 싸구려 음료수와 대형 할인 매장의 머핀, 레지던트 시절에는 피자와 핫도그로 살았던 나의 과거에 대해 이미 이야기하지 않았는가. 내가 그런 음식들로 배를 채우며 살아갔던 이유는 단 한 가지, 아주 저렴했기 때문이다. 그렇게 생존하기 위해 먹던 내가 어떤 일을 겪었고 건강하기 위해 먹기 시작하면서 어떻게 달라졌는가? 앞에서 언급한 바 있지만, 한 번 더 짚어보기로 하자.

나의 과거 식생활에 대해 알고 난 후 '건강한 아빠'는 이렇게 물었다. "싸고 편리한 거 같긴 한데 그런 식생활을 유지하면서 어떻게 됐나? 그 결과 말이야?" 첫 번째 결과는 의학대학원 시절 신장 결석으로 나타났다. 그 때문에 많은 검사를 받았고, 조영제 검사를 받으며 생사를 넘나드는 고비를 겪었다. 나는 그 모든 것이 당시 내가 먹었던 방식 때문이라고 생각한다고 답했다. '건강한 아빠'

는 고개를 끄덕이며 내 판단이 옳다고 말했다.

아침에 단백질은 어떤 것을 섭취하는 게 좋을까?

단백질은 신체가 더 많은 세포를 만드는 데 필요한 영양소이지만, 아침에만 섭취해야 하는 것은 아니다. 단백질은 신체의 재건과 치유에 매우 중요하다. 내가 추천하는 대표적인 단백질 섭취원은 바로 스피룰리나와 계란이다. 단백질을 과도하게 섭취하면 분해되어 신체의 연료, 즉 에너지로도 쓰인다. 단백질은 탄소와 수소, 산소, 질소 등을 구성되어 있다. 주로 에너지원으로 사용되는 탄수화물과 지방은 질소 없이 탄소와 수소, 산소로만 구성되어 있다. 단백질이 연료로 사용되려면 케토시스ketosis라는 과정에서 질소가 제거되어야 한다. 이것은 신장에 너무 많은 질소가 몰리게 하고 우리 몸의 산성화를 초래한다. 그러면 신장이 이를 제거하는 과정에서 칼륨이 부족해져 문제가 생긴다. 이는 심장에 영향을 미치고, 심지어 신장 결석을 초래한다. 또한 단백질을 분해해 질소를 제거하는 데 에너지가 소요되므로 그날 활동하는 데 사용할 수 있는 에너지가 줄어들기 마련이다. 한마디로 비효율적이다.

저녁 식사 후 언제쯤 잠자리에 드는 것이 좋을까?

간과 담낭은 밤 11시경부터 새벽 3시까지 작동한다. 4장에서 언급했듯, 담낭이 두 시간, 그리고 이어서 간이 두 시간 활동한다. 간은 한마디로 우리 몸의 화학 공장이다. 혈액의 모든 화학물질을 처리해서 신체 조직과 조화를 이루게 한다. 이 네 시간 동안 나무 요소는 혈액의 순도를 회복해야 한다. 음식을 먹으면 간이 음식의 소화 과정에 작용해야 하기에 혈액을 효율적으로 청소할 수 없다. 그러므로 잠자리에 들기 서너 시간 전에는 음식을 먹지 않는 게 좋다.

늦은 밤 시간에 먹거나 저녁에 기름진 음식을 너무 많이 먹으면 자기 전까지 음식이 잘 소화되지 않는다. 그러면 간을 통과하는 혈류에 압력을 가할 뿐만 아니라 너무 많은 혈액이 소장으로 흘러 들어가며, 결과적으로 신체의 나머지 부분에 혈액을 공급하기 위해 심장은 더 세게 박동하게 된다. 이 두 가지 상황 모두 심장이 너무 열심히 일하게 만들기 때문에 혈압이 높아져 수면에 방해를 받는다. 더욱이 이런 과정이 간의 활동이 최고조에 달하는 자정에서 오전 2시 사이에 이루어진다는 사실에 주목해야 한다. 의학대학원 시절 나는 어떠했는가? 밤샘을 그야말로 밥 먹듯이 하고, 늦게까지 자고, 밤낮을 가리지 않고 먹었다. 그 결과는 굳이 다시 말하지 않아도 알 것이다.

'건강한 아빠'는 말했다. "저녁 식사 시간에 가볍게 혹은 적게 먹을수록 숙면에 도움이 된다네. 간이 신체를 회복시키고 모든 것을 알칼리성으로 되돌려놓으면 세포가 정화되지. 몸이 자연적으로 치유되며 다음 날을 위해 재설정되는 방식이라고 할 수 있어. 간은 글리코겐의 합성을 조정하면서 에너지를 회복시킨다네. 아침에 통곡물을 더 많이 섭취하면 소화가 네 시간에 걸쳐 이뤄지고 포도당이 네 시간 동안 안정적인 혈당을 제공할 수 있지. 그렇게 영양소 기가 효과적으로 작용하면 유전 기를 보호할 수 있고, 숙면을 취하면 프라나 기가 회복된다네. 이렇게 세 가지 기가 모두 균형을 유지하며 지속가능한 수준에서 기능해야 건강하게 오래 살 수 있는 거지."

건강의 주요 요소는?

1. 생활방식   일상적으로 행하는 모든 것이 건강에 영향을 미친다. 나쁜 생활방식은 약물로 개선할 수 없다. 의지가 중요하다!

2. 물리적 요소

3.   생물학적 요소

4.   심리적 요소

5.   에너지 요소

6.   정신

7.   목적의식

이 책은 생명의 기초가 되는 생물학적 요소를 주로 다룬다.

건강을 위해 고려해야 할 중요한 요소

다음은 건강을 위해 고려해야 할 중요한 요소의 목록이다. 1~8은 이미 앞서 논의한 것들이다. 9~10은 새로운 주제이지만 사실 상식에 속한다고 볼 수 있다. 이 모든 것은 각자 자신에 맞는 질문을 찾아내는 데 토대로 삼을 수 있는 기준이 되어줄 것이다.

1.   수질(RO 정수)　　물에 무엇이 들어 있지 않은지 확인하라! 그래야 자신이 원하는 것을 물에 추가할 수 있다. RO란 무엇인가? 애틀랜틱필터 Atlantic Filter Corporation에 따르면, RO 필

터의 기공 크기는 0.0001마이크론에 불과하다. RO는 모든 유기 분자와 바이러스, 대부분의 미네랄, 1가 이온 등을 제거한다. 최종 결과물은 염분까지 제거된 순수한 물이다.

2. 공기의 품질   심호흡, 폭포나 샤워, 식물, 공기청정기 등을 거친 이온 공기가 좋다.

3. 음식의 품질   오메가-3 HDL 지방, 단백질, 탄수화물, 섬유질이 풍부한 과일 및 채소가 좋다.

4. 미네랄의 품질   바다 소금과 미네랄 소금, 해수, 해초, 해산물, 액상 해양 미네랄 등이 좋다.

5. 유익균   요구르트나 케피어, 사워크라우트, 피클 같은 발효 식품 및 프로바이오틱스를 섭취하는 것이 좋다.

6. 음식 준비   음양과 '뜨겁게' 또는 '차게', 익힌 것 또는 날것 등을 고려해야 한다. 핵심은 소화를 잘하는 것이다. 씹는 것을 잊지 마라!

7. 삶의 속도   수면과 휴식, 운동에 있어 균형을 유지하며 생물학적 주기의 리듬을 고려하라. 어

	두운 상태로 블루라이트를 접하는 것을 피하라.
8. 태도와 생각	객관적인지 또는 주관적인지 판단하고, 상식과 묵상, 기도, 명상을 고려하라.
9. 운동과 이동	스트레칭과 도수교정, 심부 근육 치료, (걷기와 수영, 기어가기 같은) 사변형 운동, 코어 운동, (정원 가꾸기나 집 청소 같은) 자연스러운 움직임, 태극권, 요가, 팔 벌려 숨쉬기, 차분하거나 제어하는 리듬 호흡 등을 고려하라.
10. 자연적 요소	햇빛과 신선한 공기, 맨발로 걸을 수 있는 땅, 몸을 담글 수 있는 물 등을 접할 수 있는 자연환경에서 보내는 시간을 늘리고 나무를 포옹하라(나무가 당신을 안아주지 않는다고 섭섭해할 필요는 없다).

건강을 위해 피해야 할 중요한 요소

1~6과 9는 이전 장에서 논의한 바 있다. 7과 8은 스스로 의문을

갖고 조사해보라는 취지로 목록에 추가했다. 나의 의도는 건강한 생활방식을 추구하는 것과 관련해 당신이 나름대로 질문을 개발하도록 유도하는 것이다.

1. 가공 식품   정제 밀가루, 식물성 기름, 튀김 및 패스트푸드, 스낵 및 식탁용 소금.

2. 설탕 및 과자류   설탕, 단 과일, 시럽, 흰 밀가루, 감자, 인공감미료.

3. 지방 및 오일   오메가-6 LDL과 오메가-9 트랜스 지방, 식물성 기름(가열된 것), (소, 양, 버펄로, 사슴, 엘크 같은) 곡물을 먹여 키운 발굽동물의 고기.

4. 식품 및 물 속 화학물질   불소, 염소, 플라스틱의 PVC, 방부제, 첨가제, 천연 향료, MSG.

5. 화학물질   의약품, 내분비 교란 물질, 스테로이드호르몬, 항생제, 글리포세이트. 합성 비타민.

6. 대기 오염   환경 오염물질, 켐트레일(화학물질이나 생물 농약으로 뒤덮인 제트기 비행

운─옮긴이), 오존, 실내 화학물질,
청소 제품, 섬유 산업 오염 물질,
페인트.

7. 전기장과 자기장

휴대폰, 기지국, 와이파이 Wi-Fi,
블루투스 Bluetooth 장치, 스마트
미터, 2G, 3G, 4G 및 5G, 고주파
오로라활동연구프로그램 HAARP,
가정용 전기 배선, 고전압 송전선,
컴퓨터, 전기 제품 및 도구.

8. 예방접종

화학물질, 바이러스, 박테리아, 방
부제.

9. 나쁜 태도

부정적인 감정이나 생각 또는 신
념, 스트레스나 긴장, 걱정, 두려
움, 불안, 경쟁, 노력, 과도한 정신
적 또는 육체적 활동.

품질과 준비, 양의 기본적인 영양 개념은?

중요도 순으로 나열하면 다음과 같다.

———————

- **품질** 화학물질이나 첨가물이 들어 있지 않은 유기농 식품을 택한다. 특히 모든 유전자 변형 생물GMO과 유전자 변형 식품GMF을 피하라. 유기농 식품은 영양소 함량을 3∼4배 증가시킨다.
- **준비** 영양가를 높이고 소화를 잘하기 위해 가능한 한 많은 음식을 발효시켜 섭취하라. 익힌 음식은 날 음식보다 소화하기가 쉽다. 고기와 닭고기로 육수를 내서 이용하라. 채소 또한 조리하지 않으면 소화하기 어려울 뿐 아니라 약화 및 냉각 효과를 낸다. 식물에서 영양소를 뽑아내는 것이 그만큼 어렵다는 뜻이다.
- **양** 포만감을 느낄 때까지만 먹는 게 좋다. 영양가가 높은 음식은 더 빨리, 더 많이 포만감을 안겨준다. 음식의 영양가가 낮으면 신체의 필요를 충족시키기 위해 더 많은 양을 원하게 된다.

결론

품질에 신경을 쓴다면 제대로 된 음식과 순수한 물, 깨끗한 공기에 주목하라! 지름길을 택해 살기 시작하면 인생은 죽음의 지름길로 치닫게 마련이다. 음식과 물에 무엇이 들어 있는지 아는 것은 언제나 중요한 일이다. 가장 좋은 품질의 음식과 물을 먹고 마시며 몸을 최대한 소중히 여겨라. 그러면 당신의 삶은 지금 이 순간 이해할 수 있는 것보다 훨씬 더 활기차고 즐거워질 것이다. 당신의 건강 보존 본능을 따라라. 감정을 무시하고 내면의 지식에 따라 결정을 내리기 시작하면 매일 더 건강해질 것이다.

오늘 일용한 음식과 물에는 무엇이 들어 있었는가? 지금 호흡은 어떠한가? 숨을 쉴 때 가슴으로 하는가 아니면 배로 하는가?

CHAPTER 07

화학은 생물학에 대한 공격이다

토머스 에디슨Thomas Edison은 미래를 내다보는 마법의 유리구슬이라도 가지고 있었던 걸까? 이렇게 말했으니 말이다. "미래의 의사는 약 처방을 내리는 대신 환자에게 자신의 체형과 식이요법, 질병의 원인 및 예방에 관심을 기울이도록 도울 것이다." 전구를 발명한 사람이 이토록 영양에 대한 순수하고 진정한 통찰을 가지고 있었다는 사실이 놀라울 따름이다.

다음은 우리가 생각해봐야 할 일반적인 시나리오다. 우리는 운동을 하기 위해 체육관이나 헬스클럽을 찾는다. 그런 후 좋아하는 식당에 들러 생존과 사교를 위해 먹는다. 건강하기 위해 먹는 것에는 그다지 신경 쓰지 않는다. 그리고 현재의 생활방식을 유지하기 위해 자연 요법 전문이든 현대 의학 전문이든 의사를 찾아가 현재의 질병을 다루는 데 도움이 되는 알약을 받아온다. 우리는 여행을 다니면서 무엇을 먹는지 제대로 살펴보지 않은 채 이런저런 먹거리를 입에 넣는다.

이 장에서는 먹는 것으로 인해 우리 신체가 실제로 어떤 공격을 받는지 알아볼 것이다. 이를 이해하고 나면 몇 가지 매우 기본적인 원칙과 잘못된 정보에 근거한 오해를 해소하는 데 도움이 될 것이다. 여기에는 내가 환자와 영양 개념을 논할 때 많은 시간을 할애해서 설명하는 정보가 포함돼 있다.

화학은 생물학에 대한 공격이다

우리는 화학과 수학이 모든 것을 해결해줄 것이라는 생각이 지배하는 시대를 살고 있다. 감기를 치료한다는 알약이나 독감으로부터 우리를 보호해줄 거라는 예방주사도 다 화학과 수학의 산물이다. 문제는 '가공 식품'을 만들기 위해 식품에 화학물질을 첨가하는 경우, 생물학은 적응 능력을 상실한다는 사실이다. 화학이 삶의 자연 상태(생물학)를 바꾸는 불균형을 유발하기에 그렇다. 시간이 지남에 따라 이 같은 불균형이 누적되면 남는 것은 죽어가는 유기체일 뿐이다. 혈액 검사에서 적절한 수치가 나왔다고 해서 건강이 보장되는 것은 아니다. 좋은 기본 식단을 유지하며 좋은 박테리아로 음식을 잘 소화하고 배출해야 건강을 유지할 수 있다. 거기에 화학물질이 개입되면 건강에 적신호가 켜질 수밖에 없다.

화학은 당신의 박테리아를 죽인다. 박테리아가 파괴되면 어떻게 되는가? 어떤 음식도 제대로 소화할 수 없게 된다. 그러면? 병이 난다. 생물학적 생명은 자연의 단순한 법칙에 맡겨져야 제대로 유지된다. 당신이 먹는 음식에 대한 개입이 적을수록 건강할 가능성이 높아진다. 그래야 건강한 삶을 위해 개입할 필요도 줄어든다. 당신이 자연을 어지럽히면 자연은 당신을 병실로 보내버린다!

GMO란?

2022년 현재 건강과 관련, 우리가 직면한 최악의 문제 중 하나는 GMO와 글리포세이트다. 이 둘은 사실 하나로 묶어서 생각해야 한다. 그 이유는? 서로가 상대 없이는 존재할 수 없기 때문이다. 간단히 말해서, 글리포세이트와 GMO의 부작용으로 암이나 과민성대장증후군IBS, 소화 및 면역 문제, 생식 문제, 간 손상, 정서적 문제 등이 초래된다. 2030년 이후 태어나는 세대에선 지금보다 불임이 늘어날 것이다. 미래 세대는 아이를 갖는데 지금의 성인들보다 더 많은 어려움을 겪게 될 것이다.

유전공학은 1973년부터 발전하기 시작했다. 1982년 미국 식품의약국은 당뇨병 치료를 위한 최초의 소비자 제품인 '휴먼 인슐린'을 승인했다. 1994년, 최초의 GMO 제품이 식용으로 승인됐다. 이후 대두와 목화, 옥수수, 파파야, 토마토, 감자, 카놀라 등 GMO 제품이 대량 쏟아져 나왔다. 2003년 세계보건기구 WHO는 GMO를 국제적으로 허용했으며, 2015년 미국 식품의약국은 유전자 조작 연어 같은 동물성 식품에도 GMO를 허용했다.

GMO와 글리포세이트를 막을 유일한 방법은 소비자의 거부뿐이다. GMO에 대해 논의하면서 '건강한 아빠'는 다음과 같이 말했다. "내가 강조하고 싶은 것은 글리포세이트가 GMO보다 훨씬 더 우려스럽다는 사실이네. 글리포세이트로 인한 문제보다 GMO로 인한 문제를 해결하는 게 수월하기에 하는 말이지." '건강한 아빠'의 설명은 이렇다. 항균제로 특허받은 글리포세이트는 토양과 장의 좋은 미생물을 죽이고, 그럼으로써 미생물이 미네랄(특히 철, 아연, 마그네슘)을 식물이 흡수할 수 있는 형태로 변화시키는 것을 막는다. 따라서 GMO 식물은 특히 신체에 필요한 주요 영양소인 철과 아연, 마그네슘 같은 미네랄이 적을 수밖에 없다. 미네랄이 적은 토양에서도 상품성 있는 크기로 자라도록 유전자가 변형됐기 때문이다. 크기는 실해 보이지만 영양은 부족한 게, 속이 빈 풍선과 비슷하다. 그러면서도 무게는 충분히 나가므로 결국 돈과 관련된 문제가 된다. 이런 식품을 주로 섭취하면 몸의 면역력이 약해지고 소화도 잘 되지 않으므로 우리는 곤경에 빠질 수밖에 없다.

중요한 사항이므로 다시 한번 짚어보자. 미생물은 토양의 유기 미네랄을 소화하고 분해해서 식물이 유기 화합물을 가질 수 있도록 한다. 그리고 식물은 우리 몸이 가장 순수한 형태의 영양소를 섭취할 수 있도록 돕는다. '건강한 아빠'는 내가 이 혼동하기 쉬운 원리를 확실히 이해하기를 바랐다. 글리포세이트가 토양의 미생물을 죽이기 때문에 GMO는 그러한 미네랄 없이도 크게 자랄 수 있도록 설계됐다. 그런 식물로 음식을 만들어 먹으면 음식에서 충분한 미네랄을 얻을 수 없다. 이렇게 토양의 미생물에 개입한 결과, 우리는 미네랄을 얻지 못하게 됐다. 글리포세이트에 내성이 없는 잡초를 죽이기 위해 토양에 글리포세이트를 사용한 뒤 그런 토양에서 재배한 GMO 곡물과 콩은 미네랄이 부족하게 된다. 이러한 GMO 식품은 정상적인 식물이나 유기농 식물보다 훨씬 영양가가 적을 수밖에 없다.

내가 지적하고 싶은 또 다른 사항은 글리포세이트가 수용성이라는 사실이다. 즉, 글리포세이트는 토양뿐만 아니라 공기와 물에도 존재한다. 그것은 어디든 갈 수 있다. 또한 글리포세이트는 곡물을 수확한 후 10일 이내 밭의 잡초를 제거하기 위한 고엽제에도 사용된다. 그렇게 곡물에 들어가 사람들의 소화 시스템에서 문제를 일으킨다. 곡물에 흡수되는 글리포세이트의 농도는 작물이 성장하는 동안 작물에 살포될 때보다 더욱 높고 활성적이다.

'건강한 아빠'와 대화를 나누면서 나는 '병든 아빠'의 농장을 떠올렸다. 아버지는 종종 내게 글리포세이트를 사용하는 주변 농장들에 대해 말하곤 했다. 그들의 작물 수확량은 시간이 지남에 따라 줄어들었다. 글리포세이트에 오염되면서 토양이 고갈되어 GMO 종자조차 잘 자라지 못하게 되었다고 추측할 수밖에 없었다. 아버지가 지적한 또 다른 점은 아버지가 경작하는 토지 가장자리가 다른 농부들에게 영향을 받는다는 것이었다. 다른 농부들이 살포한 글리포세이트가 종종 바람을 타고 우리의 농경지 가장자리로 넘어온다고 했다. '병든 아빠'는 적어도 자신이 경작하는 농경지의 토양을 조사하고 관찰해서 농작물에 독한 화학물질을 사용하는 것에 반대했다.

결론은 모두 돈 문제로 수렴된다. 더 많은 수확량과 더 많은 무게는 농부들의 수중에 더 많은 돈이 들어오게 한다. 그런데 실상 더 큰 돈을 챙기는 쪽은 농부들에게 살충제 및 제초제를 판매하는 회사들이다.

'병든 아빠'는 내게 이런 말을 했다. "하나님이 처음부터 저주하신 직업이 하나 있단다. 짐작할 수 있겠니? 그래, 농부란다." 생각해보라. 아담과 하와는 에덴동산에서 쫓겨난 후 스스로 땅을 경작해야 했다. 그들의 땅은 저주 혹은 벌을 받은 듯 잡초와 벌레로 들끓었고 가뭄에 시달렸다. 그들은 에덴동산에서 과일과 채소를 쉽고 풍부하게 취하던 예전의 사치를 더 이상 누릴 수 없었다.

'건강한 아빠'는 거듭 강조했다. 글리포세이트가 토양의 영양소를 고갈시키기 때문에 GMO 식품에 영양가가 부족하다고 말이다. 관련 제품을 생산하는 회사들은 그러한 영양소 없이도 크게 자랄 수 있는 식물을 만들어냈다. 그런 식물로 만든 음식을 먹으면 좋은 영양소를 얻을 수 없다. 음식에 영양이 충분하지 않으면 사람들은 더 많은 영양을 갈망하며 더 많이 먹으면서 이른바 '할로 칼로리hollow calory'(속 빈 강정같이 영양소는 없고 칼로리만 높은 경우)를 취함으로써 살이 찐다. 이것은 무엇으로 이어지는가? 당뇨병과 비만, 그리고 심장병이다!

유기농 농장은 미생물을 죽이는 화학물질을 쓰지 않기에 토양에 미생물이 풍부하다. 미생물과 균류는 식물이 흡수할 영양분을 분해하는 토양 구조를 만든다. 균류는 영양분을 보유하는 탄소 구조를 만들고, 미생물은 비타민과 미량 영양소가 균류의 탄소 구조에 유지되도록 한다. 이런 토양에서 자라는 식물은 생물학적 기능을 하며, 인간이 이용할 수 있는 영양소를 보유하게 된다.

화학물질이 왜 나쁠까?

대부분의 화학물질과 살충제, 제초제, 살균제는 토양의 미생물을 손상시킨다. 살충제는 대부분 벌레의 번식 주기를 방해하는 호르몬을 구성되며, 이 호르몬은 인간에게도 영향을 미친다. 이런 화학물질은 결국 우리 몸에 문제를 일으키고 체내 박테리아를 파괴한다. 그러면 우리는 음식에서 영양소를 얻지 못하고 질병에 취약해진다. 우리가 섭취하는 식물이 재배되는 토양에 영향을 미치는, 승인받은 화학물질은 20만 가지가 넘는다.

라벨을 무시한 채 몸에 좋다고 생각하면서 요구르트를 먹었다고 가정해보자. 그것이 풀을 먹여 키운 소의 요구르트가 아니라면 몸에 좋기는커녕 오히려 해를 끼쳤을 수도 있다. GMO인 데다가 글리포세이트가 뿌려진 곡물 사료를 먹고 자란 소의 젖으로 만든 요구르트는 우리에게 나쁜 호르몬과 이 화학물의 잔존물을 제공할 뿐이다. 이것은 과일과 채소를 포함한 모든 것에 해당한다.

이제 내가 적어도 자신이 먹는 음식과 물에 무엇이 들어 있지 않은지 알아야 한다고 말한 이유를 알겠는가? 나는 적어도 유기농 식품이 시장에 나와 있는 일반 식품보다 낫다고 확신한다. 모든 사람이 스스로 식자재를 재배하거나 키워서 먹을 순 없기에 하는 말이다. 바꿔 말하면 직접 키워서 먹는 것이 가장 바람직하다. 자신의 몸에 무엇이 들어가고 들어가지 않는지 확실하게 알 수 있으니까.

식품을 살 때 주의 사항

- 대두와 옥수수, 카놀라, 면실, 사탕무로 만든 제품, 특히 옥수수 시럽이나 고과당 옥수수 시럽은 90퍼센트가 GMO 식품이고 글리포세이트에 노출되었다고 보면 된다.

- GMO 사료와 호르몬, 항생제로 키운 가축의 고기와 유제품을 피하라. 쇠고기, 돼지고기, 송아지 고기, 양고기, 닭고기, 칠면조 고기, 계란, 우유 등이 이에 해당한다. 모든 상업용 가축 사육장은 포장에 명시되지 않는 한 GMO 사료 제품과 호르몬, 항생제를 사용했다고 보면 된다.

- 양식 어류를 피하라. 시중에서 유통되는 연어나 틸라피아, 흰살생선 등은 모두 GMO 사료와 항생제를 먹인 양식 어류다.

연어의 경우, 붉은색을 띠도록 착색제를 첨가하기도 한다.

- 감자와 알팔파, 하와이안 파파야, 호박, 옥수수(팝콘 포함) 등
은 유기농이 아닌 경우 피해야 한다. GMO인 데다가 글리포
세이트에 노출된 식품이기 때문이다.

결국 자연산 인증 식품이나 현지에서 재배한 유기농 식품(특히 제
철 식품), 호르몬이나 GMO 사료 없이 방목 방식으로 사육된 동물
성 식품을 찾는 것이 가장 좋다는 얘기다. 일반적인 통밀은 글리포
세이트 농도가 높기 때문에 GMO 제품보다 더 나쁘다. 유기농 밀
을 찾아야 하는 이유다. 밀이 과민성대장증후군을 일으키는 이유
도 여기에 있다. 글루텐 때문이 아니다. 이탈리아에서는 글리포세
이트를 사용하지 않으므로 아무런 문제 없이 밀을 먹을 수 있지만
미국에서는 그렇지 않다.

특정인이 GMO 및 글리포세이트에
더 많은 영향을 받는 이유는?

몸이 약한 사람에게는 좋은 균이 없고, 건강이 좋지 않은 사람은
상대적으로 이미 취약하다. 이런 사람들의 면역 체계는 이미 약한

데, 거기에 GMO와 글리포세이트가 추가되면 문제가 심각해져 결국 알레르기나 암, 당뇨병, 만성 감염 등에 시달리게 된다. 알츠하이머나 자폐증, ADHD 같은 뇌 화학 문제가 발생할 수도 있다.

건강에 영향을 미치는 외부 요인은?

나는 화학물질이라는 주제를 다루면서 그것이 식물과 동물 외에 다른 경로로 우리 건강에 영향을 미치는 상황으로 어떤 것들이 있는지 알고 싶었다. 앞서 언급했듯이 나는 네 살 무렵 MMR 백신을 접종하기 전까지는 천식을 앓지 않았다. 나는 1형 당뇨병(일명 소아 당뇨병)을 일으키는 주요인이 어린 시절의 예방접종이라고 믿는다. 그렇다. 백신에 들어가는 성분이 신체로 하여금 스스로를 공격하게 만든다. 그래서 발생하는 것이 자가면역질환이다. 1형 당뇨병 역시 자가면역질환이고, 백신으로 유발된다. 주사제에 첨가되는 수은과 알루미늄 등 50여 가지 물질이 인체에 해를 끼치는 것이다.

이것은 여전히 극심한 논쟁의 대상이 되는 문제이므로 의문이 생긴다면 직접 공부를 해보길 권한다. 양측의 주장이 팽팽히 맞서는 주제임을 알게 되겠지만, 다음과 같은 사실만큼은 명확하다는 것을 말하고 싶다. 누군가가 제약 회사의 알약으로 상해를 입으면 손해 배상을 청구할 수 있다. 하지만 예방접종은? 백신 제조사는 이같은 책임에서 완전히 면제된다. 백신과 관련된 소송이 법원에 청구될 경우, 원고는 백신을 개발한 제약 회사가 아니라 정부를 상대로 소를 제기하는 것이기에 결국 원고의 손을 들어주는 판결에 따른 보상액은 납세자들이 부담하게 된다. 정부와 백신 개발사 사이에 그런 내용의 보호 조항을 담은 계약이 체결되어 있기 때문이다.

백신에는 죽은 바이러스가 들어가며 면역 체계는 이 바이러스를 병원체로 인식하지 않는다. 따라서 접종 받은 사람은 그 특정 병원체에 면역이 생기지 않는다. 그렇다면 사람은 백신 없이 어떻게 면역을 갖게 되는 것일까? 정답은 '집단면역'이다. 병원체에 노출되더라도 좋은 면역 체계를 유지하고 있으면, 그것에 대한 평생 항체가 개발된다.

가족들의 기억에 따르면, 내가 처음 MMR 접종을 받은 것은 네 살 때였고 천식 증상이 나타나기 시작한 것은 그 직후였다. 이후 나는 다른 아이들과 같지 않았다. 나는 그 아이들처럼 달리고 싶었다. 초등학교에서 고등학교 시절까지 나는 아이들과 함께 운동하려면 천식 흡입기에 의존해야 했다. 내 몸에 공격을 가한 것이 예방접종이었을까? 내 형은 왜 천연두 예방접종을 받고 완전 진행 반응을 일으켜 목숨을 구하기 위해 항혈청 치료를 받아야 했을까?

나는 백신에 들어가는 성분이 확실히 공개되고, 신뢰할 수 있는 제3자 과학자들의 이중맹검 연구로 안전성과 신뢰성이 입증된 경우라면 특정한 백신의 접종에 반대하지 않는다.

내 딸이 아주 어린 나이에 바크전갈에게 쏘인 적이 있다. 당시 나는 불과 몇 달 전 같은 종류의 전갈에게 쏘인 어린 소년이 주사 합병증으로 사망했다는 소식을 들은 바 있었기에 딸에게 항혈청 주사를 맞히는 것을 주저하지 않을 수 없었다. 딸의 상태를 살피며 응급실 의사의 말에 귀를 기울인 후 나는 딸에게 항혈청(특정 상태에 대한 특정 주사제)을 맞히기로 결정했다. 다른 대안이 없다는 의사의 견해를 무시할 수 없었다. 딸아이는 무사히 위기를 넘기고 살아남았다. 나는 사고 당시 그곳에 있었던 응급실 의사에게 깊이 감사하지 않을 수 없었다.

예방접종과 관련해서 출간된 많은 책과 기사들이 여러 가지 의문을 제기한다. 내가 품고 있는 한 가지 의문은 왜 아이가 여덟 살이 될 때까지 최소 20~30번, 최대 70번이나 예방접종을 받아야 하느냐 하는 문제다. 백신 회사들을 성장시키는 데 평생을 바친 사람들이 있다. 이 부분에 대해서만큼은 나의 주장을 강요하고 싶지 않다. 독자 여러분에게 이 논쟁의 양면을 조사한 다음 자신의 의견을 결정하도록 맡겨두겠다.

———

신체에서 독소를 제거할 수 있을까?

당연히 가능하다. 디톡스 영양소 믹스와 면역 식이요법을 기본으로 하는 영양으로 독소를 제거하는 방법에 대해서는 이미 설명했다. 자연적인 킬레이션 과정을 통해 무거운 독소를 제거할 수 있다. 나는 1950년부터 1977년까지 용접공으로 일하면서 온몸이 짙은 회색으로 변해버린 사람을 만난 적이 있다. 그는 직장 생활을 하면서 일상적으로 갖가지 중금속을 흡입했다. 단지 먹는 것을 바꾸는 중금속 제거 식이요법을 6개월 동안 적용한 후, 그의 다리는 거의 정상적인 색으로 돌아왔다. 나의 '건강한 아빠'는 그가 자신이 본 최악의 중금속 중독자 중 한 명이라고 말했다. 중금속 제거 식이요법 같은 영양학적 접근 방식은 중금속을 자연적으로 신체에서 제거한다.

참고 사항 중금속 제거 식이요법은 개인 맞춤형 요법이기에 이 책에서는 다루지 않는다. 이는 내가 다양한 구체적 질병과 관련해 목도한 40가지가 넘는 식이요법 중 하나다. 9 ~ 11장에서는 면역 식이요법과 당뇨병 식이요법, 평생 식이요법에 대해 설명한다. 이것들은 내가 환자를 치료하는 과정에서 가장 많이 사용하는 요법들이다. 이 책에 언급되지 않은 특정 식이요법에 대한 자세한 정보를 원한다면 'www.liveitlifestyles.com'을 찾아보기 바란다.

건강보조제를 섭취하는 것은?

보조제에 의존해서는 생활방식을 고칠 수 없다! 문제를 해결하기 위해 알약에 의존해서는 안 된다는 얘기다. 우리가 알고 있던 세상은 바뀌었다. 우리는 물병자리 시대에 들어섰고 앞으로 2000년 동안 거기에 머물 것이다. 우리는 약 2000년 동안 이어진 물고기자리 시대에서 막 벗어났다(서양 점성술에서는 20세기 말과 21세기 초를 '물고기자리' 시대에서 '물병자리' 시대로의 전환이 일어난 시기로 본다—옮긴이). 물병자리 시대는 개인의 책임이 우선하는 시대이므로 무엇이든 스스로 책임져야 한다. 자신의 삶과 관련해 더 많은 질문을 던지고, 보다 적극적인 역할을 수행해야 한다는 뜻이다. 이는 성배를 찾는 것이나 건강에 관한 모든 문제를 어떻게든 해결할 수 있는 마법의 알약이나 보조제를 복용하는 것과는 관련 없다. 생활방식의 변화를 받아들이는 것이 핵심이다. 바로 그렇게 건강을 최우선으로 삼는 것이 스스로 자기 자신을 책임질 수 있는 왕도다.

무엇보다 제대로 먹어야 한다! 보조제를 복용해서 생활방식을 유지하는 방식으로는 건강한 은퇴 생활을 누릴 수 없다. 당신은 적극적으로 자신의 삶에 개입해야 한다! 어쩌면 성배는 멀리 있는 게 아닌지도 모른다. '성스러운 석쇠'가 당신의 성배가 될 수도 있다! 다른 사람에게 의존하지 말고 자신의 삶에서 적극적인 역할을 수행하라. 물론 당신을 올바른 방향으로 인도할 수 있는 좋은 롤모델은 필요하다.

'건강한 아빠'는 말했다. "스스로 책임의식을 갖고, 규율을 지키고, 제대로 먹고, 숙면을 취하고, 적절히 수분을 보충하고, 올바른 생각을 유지하고, 인생의 목적을 갖고, 적절한 운동을 하고, 몸을 계속 움직여야 한다네." 특히 틈나는 대로 몸을 움직이는 것이 중요하다. 스트레칭부터 시작하라. '건강한 아빠'의 조언을 따르면 당신의 삶이 하루하루 건강한 생활방식으로 바뀌는 것을 체험할 것이다. 이를 원하고 시도하는 것은 당신의 몫이지만, 그 보상은 값을 매길 수 없을 정도로 귀중하다! 약을 복용하거나 수술을 받거나 건강보조제를 먹는 것으로 젊은 시절의 건강을 계속 유지할 수 있을 거라고 기대하지 마라. 오늘, 지금 당장 선택하는 것이 첫 번째 단계다.

———

양동이 이론이란?

'건강한 아빠'는 어느 날 양동이 이론을 거론하며 양동이 청소가 중요하다고 말했다. 나는 양동이 청소가 무엇을 의미하는지 물었다. 양동이 이론은 다음과 같다. 당신의 몸은 탁한 물이 들어 있는 양동이다. 그렇다면 양동이 속 물은 어떻게 해야 맑아질까? 양동이에 호스를 대고 물을 튼 후 탁한 물이 모두 흘러넘쳐 맑은 물이 될 때까지 기다려야 한다. 그렇게 양동이를 청소하는 데 얼마나 걸릴까? 그것은 얼마나 많은 물을 공급하는지와 양동이 속 물이 얼마나 탁한지에 달려 있다. 어떤 양동이는 크고 어떤 양동이는 작다. 어떤 양동이에는 깨끗한 물이 많이 들어오는 반면 다른 양동이에는 찔끔찔끔 들어온다. 양동이가 깨끗해지는 것은 결국 시간의 문제다. 사람들이 모두 각기 다른 양동이에 나름의 물을 대고 있기에 하는 말이다. 물이 더 이상 찔끔찔끔 들어오지 않게 하는 것이 바로 당신이 도전해야 할 일이다.

몸의 컨디션이 좋으면 양동이가 깨끗한 것이고 그렇지 않으면 양동이가 깨끗하지 않은 것이다. 맑은 물이 계속 들어오게 하면 결국 물을 탁하게 만드는 유독한 성분을 없앨 수 있다. 이 과정을 가속화할 수 있는 항목을 추가하면 어떨까? 양질의 미네랄과 양질의 식품, 그리고 적절한 운동과 휴식 등 몇 가지를 더할 수 있다. 양동이 속 맑은 물은 혈장과 혈액이다. 양동이는 당신의 몸이다. 몸이 깨끗해지면 세포도 깨끗해진다. 그러면 모든 것이 조화를 이루므로 건강해진다. 이는 자연의 법칙이다.

신체의 세포는 정확히 어떻게 작동하는가?

'건강한 아빠'는 '미토콘드리아 후성유전'이라는 용어로 이를 설명했다. 나는 이를 그가 지어낸 말이라고 생각했다. 후성유전학은 알았지만, 의학대학원 시절이건 이후건 미토콘드리아 후성유전이라는 말은 들어본 적이 없었기 때문이다. 알고 보니 미토콘드리아 후성유전은 세포 내 화학물질이 세포 기능에 영향을 미치는 방식을 설명하는 신조어였다. 미토콘드리아는 영양소를 활용하는 세포의 엔진이다. 좋은 후성유전 화학물질을 가지고 있으면 세포의 기능도 좋다. 나쁜 화학물질이 세포로 들어오면 미토콘드리아는 제 기능을 하지 못한다.

예를 들어보자. 애리조나에서 얼음으로 집을 짓는다. 얼음집이 과연 얼마나 버틸 수 있을까? 애리조나는 항상 따뜻한 지역이기 때문에 얼마 지나지 않아 얼음집은 녹아서 물이 될 것이다. 여기서 미토콘드리아는 그 집 안의 모든 것이고 후성유전은 얼음 또는 외부의 모든 것이라고 보면 된다. 후성유전이 열악하면 미토콘드리아가 보호받을 수 없다는 뜻이다. 모든 세포는 기능과 목적이 서로 다르다. 각 세포에서 미토콘드리아는 그들이 해야 할 일이나 기능을 인지하고 있다. 나쁜 화학물질에 노출된 미토콘드리아는 제대로 기능하지 못하며, 세포가 몸을 위해 수행하도록 프로그래밍된 작용과 완전히 다른 일을 할 수도 있다. 미토콘드리아가 살고 있는 집이 혼란에 빠지고 집이 더 이상 하나의 단위로 기능하지 않게 되는 것이다. 경우에 따라 집들이 완전히 붕괴하기도 하고, 새로운 이방인과 에너지를 받아들여 그들처럼 행동하거나, 유독한 환경을 창출하고 소멸하기도 한다.

세포의 생물학은 모두 한 가지 이유로 작용한다. 모두 다른 일을 하지만 '유기체'라는 총체를 위해 일한다는 목표는 같다는 의미다. 모두 집이 정상적인 방식으로 기능하도록 무언가를 하고 있는 셈이다. 우리 몸을 이루는 세포 모두에는 미토콘드리아 소기관이 존재한다. 미토콘드리아는 세포 안의 일꾼으로, 완전한 조화가 이뤄질 때 자기가 해야 할 일을 제대로 한다. 양동이가 깨끗할 때 미토콘드리아 작업은 후성유전이 되며, 세포 기능에 필요한 세포의 영양 요구도 균형을 이룬다. 세포에 나쁜 화학물질이 유입되지 않으면 유전 정보가 애초 설계된 그대로 작용해 몸 전체를 위해 일한다. 이 정보를 토대로 나름의 연구조사를 수행하면서 나는 우리 몸에 영향을 미치는 일부 화학물질을 파악했다. 그리고 진료소에서 환자를 접하며 많은 사람들에게 영향을 미치는 한 가지 화학물질을 정확히 알게 됐다.

어느 날, 원인을 알 수 없는 통증으로 방문한 환자가 있었다. 그녀는 내 앞에 앉자마자 이렇게 말했다. "선생님은 제가 다리와 발에 계속되는 통증 때문에 찾은 여섯 번째 의사입니다. 이전의 다섯 분은 모두 저를 치료하지 못했다는 얘깁니다. 선생님은 저를 위해 과연 무엇을 해주실 수 있을까요?"

나는 심호흡을 하고 그녀가 실행 가능한 해결책을 찾아내는 데 도움이 될 만한 질문을 하기 시작했다. 먼저 다음과 같은 전형적인 통증 관련 질문을 했다. "통증이 밤에 더 심합니까? 아니면 낮에 더 심합니까?" "고통에 대해 설명해보세요. 지속적입니까, 산발적입니까?" "운동이나 걷기 같은 것이 통증을 유발합니까?" "날카로운 통증인가요, 타는 듯한 통증인가요?" 이런 식의 질문을 마친 후 나는 검사에 들어갔다.

이 환자는 다른 환자들과 달랐다. 대개의 경우 나는 특정 신경이 자극을 받아서 아픈 건지 또는 신경병증 같은 보다 전신적인 증상이 원인인지, 그것도 아니면 발목이나 무릎, 중족부의 정렬에 문제가 생긴 것인지 등을 빠르게 알아낸다. 그런데 이 환자는 아무것도 나오지 않았다. 그때 불현듯 한 가지 생각이 떠올랐다. 특정한 음식에 중독된 것은 아닐까? 그렇게 간단한 문제일 수 있을까? 그래서 그녀에게 물었다. "혹시 다이어트 소다같이 '다이어트'라는 단어가 포함된 어떤 것을 먹거나 마시고 있습니까?" 그러자 그녀는 나를 돌아보며 말했다. "네, 저는 다이어트 펩시를 하루에 열두 캔 정도 마십니다."

나는 그녀에게 집에 가서 남은 다이어트 소다를 모두 버리라고 말했다. 그러면서 그녀에게 아스파탐(설탕의 200배 단맛을 내는 인공감미료―옮긴이)이나 수크랄로스(설탕보다 600배 강한 단맛을 내는 무열량 감미료―옮긴이)가 들어간 음료를 절대로 마시지 말라고 말했다. 그녀는 동의했고, 나는 2주 후 그녀의 진료 예약을 잡았다. 두 번째 진료일, 그녀가 진료소에 들어서자마자 나는 깜짝 놀란 표정을 지었다. 그녀가 괴롭거나 고통스러워 보이지 않았기 때문이다. 나는 그녀에게 기분이 어떤지 물었다. 그녀는 "전혀 아프지 않아요. 통증이 완전히 사라졌어요"라고 답했다. 나는 그렇게 인공감미료가 섬유근육통 같은 전신병을 악화시킬 수 있다는 사실을 발견했다. 그녀는 전신 기저 질환이 있는지 다시 확인하는 과정을 거쳐야 했지만, 어쨌든 내가 확언할 수 있는 것은 인공감미료를 섭취하지 않자 통증이 사라졌다는 사실이다.

정크 오일이란?

정크 오일은 독성 용매로 추출한 오일을 말한다. 높은 압력도 오일을 산패하게 만든다. 정크 오일에는 카놀라유, 콩기름, 옥수수기름, 면실유 등을 비롯해 사람들이 요리에 사용하는 모든 식용유가 포함된다. 모두 GMO 오일이기 때문이다. 이런 것들은 매우 저렴하다. 이런 오일을 섭취하면 지방을 잘 소화할 수 없기 때문에 간 문제인 나무 경락 문제가 발생한다. 이것들은 간에 울혈을 야기하고, 체내 장기에 가까운 지방 세포에 달라붙는다. 그 결과, 잠재적인 암 유발 요인이 된다. 정크 오일의 또 다른 문제는 산성이라는 것이다. 이는 정크 설탕과 마찬가지로 혈관성 염증을 일으킨다.

정크 오일이 간에 미치는 영향?

지방 활용 능력이 저하되면 시간이 지남에 따라 간 에너지가 떨어지므로 몸이 처지는 느낌이 든다. 정크 오일로 인한 울혈로 혈액이 간을 통과하는데 어려움을 겪으면 사람은 의욕을 잃고 기력을 상실한다. 또한 정크 오일로 인한 울혈은 시간이 지남에 따라 알츠하이머병과 뇌졸중 같은 순환계 문제를 일으키기도 한다.

요약하면, 간에 침범한 정크 오일은 지방간과 지방 심장, 내장 지방, 그리고 화학물질 저장소 등의 결과를 빚는다. 이런 상태로 인한 신체적 결과에는 암과 심장 질환, 면역 체계의 저하 등이 포함된다. 간은 나무 경락에 해당하므로 간 기능 악화는 분노나 조급함, 좌절감, 공격성 등 감정 분출의 원인이 될 수 있다. 정크 오일을 지속적으로 섭취하면 이런 결과가 빚어진다. 이는 또한 오행 원리와 감정적 행동 방식의 전형적인 예다.

흰색 여드름과 붉은색 여드름의 차이점은?

흰색 여드름은 음이 과도하고, 너무 많은 흰 밀가루나 너무 많은 유제품을 섭취하고 있으며, 이런 것이 잘 소화되지 않는다는 의미다. 이는 피부를 통해 나오는 점액으로 폐, 대장이 관련된다. 흰색 여드름이 있는 사람들은 단백질을 잘 소화하지 못한다.

붉은색 여드름이 있으면 간, 담낭에 문제가 있다는 의미다. 지방을 잘 소화하지 못해서 생기는 것이기 때문이다. 가열된 기름이나 감자튀김, 감자칩을 너무 많이 먹고 있지 않은지 돌아볼 필요가 있다. 간이 예민해지면 붉은색 여드름이 더 많이 생긴다.

DHA, EPA, ALA?

DHA(도코사헥사엔산), EPA(에이코사펜타엔산), ALA(알파-리놀렌산)는 모두 필수 오메가-3 지방산이다. DHA와 EPA는 동물성 지방에서 추출되며, ALA는 식물에서 추출된다. 식물성 기름에는 DHA나 EPA가 없다. 오메가-3가 세제라면 오메가-6와 오메가-9 지방산은 기름이다. 오메가-6와 오메가-9는 오메가-3 지방산이 없으면 분해되지 않는다. 이런 유형의 지방은 스스로 대사하는 능력이 없고, 글리코겐과 중성지방으로 변한다. 우리 몸에서 가장 흔한 형태의 지방인 트리글리세리드는 지방 세포에 저장되며 화학물질을 끌어들이는 자석 같은 역할을 한다. 그렇게 축적된 화학물질은 모두 산화 상태가 된다. 그리고 그것이 내포하는 더 많은 공기와 열, 산패, 휘발성은 당뇨병과 심장병, 암 같은 건강 문제를 초래한다.

당신이 나쁜 지방을 먹고 있는지 알고 싶은가? 여드름이 나는지 살펴보라. 트랜스지방은 붉은색 여드름을 유발하고 소화되지 않은 단백질은 흰색 여드름을 유발한다. 명심하라. 우리는 매일 무의 식적으로 우리 몸에 많은 화학물질을 집어넣고 있다.

결론

더 많이 이해하고 더 많은 질문을 던질수록 더 많은 것을 배우게 된다. 의과대학이나 의학대학원은 영양학 과정을 전혀 운영하지 않으면서도 수많은 외과의와 내과의를 배출하고 있다. 에디슨이 오늘의 상황을 본다면 100여 년 전 자신이 한 말에 놀랄 것이다.

내 질문은 다음과 같다. 당신의 양동이에는 어떤 물이 들어 있는 가? 맑은가, 탁한가? 집에서 요리할 때 어떤 기름을 사용하는가? 외식할 때 당신이 먹고 있는 것이 영양가가 있는지 생각해본 적 있 는가?

다음 장에서는 이러한 화학물질을 더 자세히 살펴보고 그것을 파악하는 방법을 알아볼 것이다. 그것들의 영향을 조사하고, 식료 품점에서 제품의 라벨을 읽는 법을 배울 것이다. 또한 당신의 음식 에 무엇이 들어가는지 살펴보고, 식품 산업에서 이용하는 몇 가지 트릭을 소개할 것이다.

CHAPTER 08

먹기 전에 살펴보라!

식품 회사들이 건강에 좋은 제품으로 생각하게 만드는 포장 문구를 활용하면서 소비자들이 모르는 사이에 제품에 더 많은 설탕을 첨가하고 있다는 사실을 아는가? 제품에 들어가는 해로운 성분에 새로운 이름을 붙여서 소비자를 기만한다는 사실은? 먹는 것은 인간이 생존하기 위해 꼭 필요한 일이지만, 실제로 먹는 것에 붙어 있는 라벨을 읽는 사람은 얼마나 될까? 하지만 오늘날 그것은 그어느 때보다도 더 필요한 일이다. 개인적 책임의 차원에서 의문을 품고 자신이 선택한 음식에 무엇이 들어 있는지 파악하는 게 우리가 해야 할 일이다. 특히 외식할 때는 그래야 한다.

실제로 음식에 무엇이 들어 있는지 아는가?

수많은 환자들을 접하면서 나는 건강하다고 자부하는 사람들조차 자신이 먹는 식품에 붙어 있는 라벨을 읽지 않는다는 사실에 놀랐다. 나는 식품을 사기 전에 라벨을 읽는 것이 습관화돼 있다. 유기농 식당에 가서도 광고한 것 이외에 정크 오일이나 식자재를 사용하진 않았는지 물어보곤 한다. 내가 종종 묻는 것들은 다음과 같다. "풀을 먹여 키운 소고기가 맞나요?" "이 번buns(빵의 일종—옮긴이)은 유기농 통곡물로 만든 건가요?" "이것은 양식 연어인가요, 자연산인가요?" "샐러드 드레싱에 무엇을 넣었나요?" 나의 '병든 아빠'는 자신이 먹는 음식에 무엇이 들어 있는지 물어본 적이 없다. 나는 아버지가 아이스크림 상자나 캔디 바 포장지 또는 소다수 등의 라벨을 살피는 것을 한 번도 본 적 없다.

최근에 통풍으로 고통받는 환자가 찾아왔다. 몇 주 전부터 아프기 시작했다고 했다. 그는 붉은색 고기도 먹지 않고 술도 마시지 않는다고 말했다. 나는 그에게 옥수수 시럽이나 고과당 옥수수 시럽 같은 것을 먹는지 물었다. "그런 건 먹지 않아요." 그가 답했다. 나는 그에게 전날 밤 혹시 아이스크림을 먹었느냐고 물었다. 그가 그렇다고 하자 나는 그에게 집에 돌아가서 그가 먹고 있는 모든 식품 포장의 라벨을 읽고 그 내용을 다음 진료 때 알려달라고 말했다. 다시 나를 찾은 그 환자는 매우 밝아 보였다. 그는 첫 방문 때 받은 치료 덕분에 고통을 겪지 않게 되었다고 말했다. 더불어 그는 얼마나 많은 식품에 옥수수 시럽이 들어 있는지 알고 놀랐다고 덧붙였다.

"우리 중 얼마나 많은 사람이 식품의 라벨을 읽고 구매하는가?" 이것은 당신에게 던지는 질문이다. 식료품점이나 동네 시장에 가면 그냥 식자재를 사는가, 아니면 찬찬히 성분을 살펴보고 구매하는가? 우리의 생활은 점점 더 편리해지고 있다. 한번 생각해보자. 모든 것이 준비된 상태로 판매된다. 마음만 먹으면 더 이상 음식을 준비하거나 요리하는데 시간을 쓰지 않아도 된다. 그저 쇼핑백에서 물건을 꺼내 전자레인지에 넣고 돌리기만 하면 된다.

식당에서 음식에 무엇이 들어 있는지 묻는가?

현대인들은 식당에 가서 식사하는 경우가 흔하다. 출근길에 아침을 먹는 사람도 많다. 점심시간에는 주문 후 음식을 기다리는 것보다 길 건너편으로 걸어가는 시간이 더 오래 걸리는 경우도 있다. 그러나 우리는 식당에 가서 음식에 무엇이 들어 있는지 결코 묻지 않는다.

———

개인적으로 나는 외식하는 것을 좋아하는데, 어느 식당에 갈지 굉장히 신중하게 선택한다. '건강한 아빠'는 나와 외식할 때마다 각각의 경험을 가르치는 기회로 활용했다. 그는 주로 현미와 유기농 식품을 제공하는 식당을 찾는다. 음료로는 생수나 유기농 차를 마신다. 외식은 사교적인 일이기에 우리가 저녁을 먹는 대부분의 시간은 관련된 주제에 대한 대화로 채워진다. 우리는 유기농 재료만 사용한 양질의 음식이 아니면 디저트를 건너뛴다. 사실 우리는 음식을 삼키기 전에 스무 번 이상 씹기 때문에 대개 디저트가 나오기 전에 포만감을 느낀다.

천연 조미료

식품 라벨의 '천연natural'이라는 단어는 거의 아무런 의미도 없다. 농담으로 간주해도 무방하다. '천연'이란 말 그대로 자연의 맛이 난다는 뜻이다! 고도로 가공된 많은 식품에 '천연'이란 단어가 붙어 있다. '유기농'과 달리 회사가 해당 용어를 사용하기 전에 거쳐야 할 공식적인 검증 절차가 없기 때문이다.

애너 로스Anna Roth는 2015년 7월 20일 〈'암흑법'에 대해 알아야 할 5가지 사항5 Things to Know About the 'Dark Act'〉이라는 제

목의 기사에서 다음과 같이 지적했다. "〈컨슈머리포트Consumer Report〉의 설문조사에 따르면 60퍼센트의 소비자가 식품 라벨에서 '천연'이라는 단어를 찾고, 그들 중 75퍼센트 이상은 '천연'이라는 단어가 인공 색소나 향료 또는 GMO를 포함하지 않음을 의미한다고 믿는다." 사람들은 '천연'이라는 단어가 안전한 식품을 의미한다고 생각하지만, 실제로 '천연'에 대한 법적 정의는 없다. 무엇이든 '천연'일 수 있다!

옥수수 시럽은?

나는 '건강한 아빠'에게 옥수수 시럽에 대해 물었다. 그는 "옥수수 시럽과 고과당 옥수수 시럽, 과당 설탕은 결국 모두 같은 것"이라고 말했다. 일본 과학자가 개발한 옥수수 시럽은 사탕수수 설탕이 너무 비싸던 시절, 즉 더 저렴한 설탕을 필요로 하던 리처드 닉슨Richard Nixon 행정부 시절 미국에 도입됐다.

탄산음료, 아이스크림, 빵, 분유, 패스트푸드 등에 들어가는 옥수수 시럽은 소아비만과 당뇨병을 일으키는 주요한 단일 식품 성분이다. 옥수수 시럽은 단순당이기에 안전하고 인체에 무해하다는 인식하에 판매되고 있다. 그러나 옥수수 시럽의 소화 과정은 단순 설탕과 같은 방식으로 이뤄지지 않는다. 당 분자는 우리 몸에 들어가면 장을 거쳐 간으로 가서 처리된다. 옥수수 시럽 분자가 간에 이르면 간은 이를 단순당 분자로 판단하고 크렙스 회로(에너지 전환 사이클)를 거쳐 처리한다. 그러나 간은 이를 완전히 분해할 수 없다. 분자가 글리코겐으로 분해되어 에너지로 전환되거나 지방 세포에 저장되지 않으면, 폐기물이 되어 요산으로 바뀐다. 옥수수 시럽은 그렇게 체내에 많은 요산을 생성해 통풍이나 당뇨병 등 여러 질병을 유발한다.

글루텐프리와 Non-GMO의 차이점은?

글루텐은 밀의 단백질 성분이다. 밀은 유기농이 아닌 이상 GMO가 아니더라도 재배할 때 글리포세이트로 잡초를 제거하는 과정을 거친다. 과민성대장증후군과 소화 문제를 일으키는 것은 글루텐이 아니라 글리포세이트로 오염된 비유기농 밀이다. 글루텐프리 제품을 먹음으로써 몸에 도움이 된다고 생각할 수 있지만, 유기농이 아닌 이상 좋은 박테리아를 죽이는 것은 마찬가지이므로 장에는 여전히 해를 끼친다.

식품 포장에 드러나지 않는 GMO 성분은?

크레이그 서스데이Craig Thursday는 2012년 11월 15일 〈리얼 헬스 토크Real Health Talk〉에 실린 〈상점으로 돌아온 GMOGMOs – Take them Back to the Store〉라는 제목의 기사에서 다음과 같은 정보를 공유했다. "유기농과 Non-GMO 표시가 되어 있지 않은 한, 대부분의 식품은 GMO 제품이고 글리포세이트를 함유한다. 다음은 가장 흔한 GMO 식품과 가장 나쁜 GMO 식품이다. 콩, 옥수수, 면실유, 카놀라유, 사탕무, 감자. 그리고 지금도 다른 많은 식품들이 개발되고 있다."

여기에 글리포세이트를 함유한 GMO 식품을 추가한다. 베이킹파우더, 캐러멜 색소, 카세인, 셀룰로오스, 연유, 가루 설탕, 옥수수 가루, 옥수수 마사(익힌 옥수수를 소석회에 침지한 뒤 썻고 갈아 말린다. 토르티야를 만드는 데 쓴다—옮긴이), 옥수수 기름, 옥수수당, 옥수수 시럽, 과당, 고과당 옥수수 시럽, 옥수수 전분, 시클로덱스트린, 시스테인, 덱스트린, 포도당, 디아세틸, 디글리세리드, 에리트리톨, 전분, 포도당, 글루타메이트, 글루타민산, 글리세리드, 글리세린, 글리세롤, 글리세롤 모노올레이트, 헤미셀룰로오스, 가수분해 전분, 전화 시럽invert syrup, 전화 당, 이소플라본, 젖산, 레시틴,

류신, 라이신, 말티톨, 맥아, 맥아물엿, 맥아 추출물, 말토덱스트린, 맥아당, 만니톨, 메틸셀룰로오스, 분유, 마일로 전분, 변성 전분, 모노글리세리드, 디글리세리드, 글루타민산일나트륨MSG, 아스파탐, 아미노 스위트 올레산, 페닐알라닌, 피트산, 분리단백질, 타마리, 두부, 미소된장, 템페, 데리야키 마리네이드, 조직 식물 단백질TVP, 가수분해 단백질, 자가분해 효모 트레오닌, 토코페롤(비타민 E), 트리글리세리드, 유장, 유장 분말, 식물성 지방, 식물성 기름, 비타민 B$_{12}$, 잔탄검, 천연 향료.

이제부터는 식료품점에 가면 라벨을 보고 자문하기 바란다. "천연 향료? GMO 콩이나 옥수수 또는 사탕무가 포함되어 있지는 않은가? 유기농인가? 처음 보는 데다가 발음하기도 힘든 단어가 있지는 않은가?" 처음 보는 데다가 발음하기도 힘든 성분이라면 GMO나 글리포세이트를 함유한 것이라고 보면 된다. 읽기 힘들면 먹지도 마라. 단순하고 간단하다!

식품 첨가물은 몸에 어떤 해를 끼치는가?

식료품점에 진열된 식품에 실제로 무엇이 들어 있는지 궁금해한 적 있는가? 다음은 우리에게 해를 끼치는지도 모르는 채 우리가 먹는, 보다 일반적인 식품들이다. 이 정보는 마이크 애덤스Mike Adams가 쓴 〈식품의 실제 성분—식품업계에서 사용하는 가장 사악한 성분What's Really in the Food? - The A to Z of the Food Indus try's Most Evil Ingredients〉이라는 제목의 2011년 7월 31일자 기사에서 따온 것이다.

아크릴아미드

탄수화물이 고열(굽기나 튀기기)에 노출될 때 형성되는, 암을 유발하는 유독한 화학물질. 빵 껍질에서 스낵 칩에 이르기까지 밀가루로 만들어진 거의 모든 것에 존재하며, 의도적인 성분이 아니기에 라벨에 표시하지 않는다.

아스파탐

신경 장애나 발작, 시야 흐림, 편두통을 유발하는 화학 감미료. 병원에서는 당뇨병 환자에게 일반적으로 설탕 대신 아스파탐을 제공한다.

BPA(비스페놀-A)

식품 포장재로 쓰이는 거의 모든 플라스틱에서 발견되는 호르몬

유사체 화학물질. 극히 미량(10억 분의 몇 정도!)으로도 문제를 일으킬 수 있다. BPA는 암과 불임, 호르몬 교란, 남성 유방 성장 등과 관련 있다.

카세인

우유 단백질. 아이러니하게도 유제품의 대안으로 홍보되는 '콩 치즈'에 널리 사용된다.

식용색소

알룰라 레드Allura Red, AC라고도 하는 식용색소 적색 제40호는 행동 장애를 일으키는 것으로 드러났다. 대부분의 인공 식용색소는 석유에서 추출되며, 알루미늄에 오염되어 있다.

GMO 성분

미국의 경우 연방정부의 주도로 GMO 라벨 표기 의무화가 2022년부터 시행되고 있다. 가장 일반적인 GMO 작물은 옥수수와 콩, 면화, 사탕무다. GMO 옥수수는 너무 광범위하게 경작돼 유기농 옥수수를 먹지 않는 한 GMO를 피할 길이 없다. GMO는 심각한 불임 문제와 관련 있으며, 심지어 체내 박테리아가 살충제를 생성해 방출하게 할 수도 있다.

고과당 옥수수 시럽 등 옥수수 시럽

화학 용매인 글루타르알데히드를 이용해 옥수수에서 추출한 고도로 가공된 액상 과당으로 종종 수은에 오염돼 있다. 고과당 옥수수 시럽은 비만이나 당뇨병, 기분 장애와 관련 있다. 사탕이나 과자뿐만 아니라 스파게티 소스나 샐러드 드레싱 등 예상치 못한 곳에도 쓰이기 때문에 피하기 어렵다.

균질우유

우유의 지방구를 인공적인 균질화 처리로 미세화해 지방구의 부상(크림층 형성)을 방지한 우유다. 우유를 더 보기 좋게 만들지만 심장병을 촉진하거나 우유 알레르기를 유발할 수 있다. 생우유가 더 건강에 이롭다.

염산염

1회 제공 비타민의 일일 가치가 더 높게 나타나도록 식품에 첨가하는 화학적 형태의 비타민 B다. 이들은 식물이나 동물에서 추출한 천연 비타민이 아닌 합성 비타민이다. 영양학적으로 거의 쓸모가 없을 뿐만 아니라 실제로 몸에 해로울 수 있다. 이외에 합성 형태의 비타민 B$_{12}$(나이아신아마이드와 시아노코발라민)에 주의하라.

가수분해 식물성 단백질
미각 증진제로 사용되는 고도로 가공된 형태의 콩단백이다.

부분 수소화 오일
실온에서 안정되게 만들기 위해 화학 촉매를 사용해 변형한 오일이다. 이 과정은 일반적으로 '트랜스 지방'으로 불리는 트랜스 지방산을 생성한다. 트랜스 지방은 실온에서 안정적인 정크 오일로, 트랜스 지방산을 생성해 동맥 경화의 위험성을 크게 높인다.

인산
이산화탄소를 용해하기 위해 탄산음료에 사용되는 산이다. 소다의 탄산을 전반적으로 증가시키는 인산에는 다른 용도도 있다. 석공은 암석을 에칭하는 데 인산을 사용하고, 군에서는 전함의 녹을 제거하는 데 인산을 사용한다. 암석을 에칭하고 녹을 제거할 수 있다면 치아의 에나멜 정도는……?

프로필렌글리콜

석유의 탄화수소 분자 구조를 변형시켜 만드는 합성물질로, 자연에 존재하지 않는 액체다. 인공 색소나 옥수수 시럽에 섞어 가짜 블루베리를 만드는 데 쓰인다. 이는 블루베리 머핀이나 베이글, 빵, 팝콘, 패스트푸드 등에 이용된다.

나트륨

가공되어 미량 미네랄이 부족한 백염, 즉 정제된 하얀 소금을 말한다. 셀레늄과 크롬, 아연 등 미량 미네랄이 함유된 '더러운' 바다 소금 또는 분홍색 히말라야 소금과 혼동하지 마라. 하얀 소금 형태의 나트륨은 건강에 해롭다. 식료품점에서 '바다 소금'이라고 표시된 라벨에 속지 마라. 모든 소금은 어쨌든 바다에서 나왔기에 식품 회사는 가공 여부와 상관없이 모든 소금에 '바다 소금'이라고 표시할 수 있다.

아질산나트륨

베이컨, 프레스 햄(가공육의 일종. 착색제나 향신료를 첨가한 후 깡통이나 레토르트 비닐로 포장한 햄―옮긴이), 페퍼로니, 핫도그 같은 거의 모든 가공육에 첨가되는 붉은 색소로 암을 유발한다.

대두 단백질

일반적으로 단백질 바에 사용되는 '정크 단백질'이다. 대두 단백질은 GMO 대두를 폭발성 화학 용매인 헥산으로 가공해서 만든다.

수크랄로스

수크랄로스 분자에는 염소가 포함되어 있다. 다이어트 식품으로 홍보되지만 연구자들은 수크랄로스 및 기타 인공감미료가 실제로 체중 증가를 촉진한다는 것을 발견했다.

백설탕

사탕수수 가공 과정에서 표백해서 얻는 부산물이다. 사탕수수를 가공하면 거의 모든 비타민과 미네랄이 흑설탕 당밀에 남게 되므로 백설탕은 영양이 결핍될 수밖에 없다. 흑설탕 당밀은 사탕수수즙의 '좋은' 부분이다. 백설탕은 당뇨병, 비만, 기분 장애, 영양 결핍 등을 촉진한다.

조직식물단백질

일반적으로 유전자 변형 대두에서 추출해 헥산으로 처리한 대두 단백질로 만든다. 채식 버거 같은 채식주의자 식품에 널리 사용된다.

효모 추출물

최대 14퍼센트의 유리 글루탐산을 함유한, 숨겨진 형태의 MSG 다. 소위 '천연'이라는 단어가 붙어 있는 많은 제품에 효모 추출물이 사용되는데, 이들 제품은 MSG가 포함되지 않았다고 주장한다. 수프에서 칩, 패스트푸드에 이르기까지 수천 가지 식품에서 발견된다.

식품 라벨 속의 트릭

식품 회사는 제품이 실제보다 건강에 더 좋아 보이도록 라벨을 만들 때 몇 가지 트릭을 사용한다. 라벨을 읽을 때는 당연히 그러한 트릭에 주의해야 한다!

첫 번째 트릭

마이크 애덤스에 따르면, 식품 회사는 제품에 설탕을 많이 넣으면서도 설탕이 주성분처럼 보이지 않게 하는 트릭을 쓴다. 성분 라벨에는 가장 많이 들어가는 성분이 먼저 나열되어야 하는데, 설탕이 첫 번째 성분으로 표시되면 소비자들은 당연히 구입하는 것을 주저할 것이다. 식품 회사는 3~4가지 유형의 설탕을 사용함으로써 그것들이 라벨 아랫부분에 별도로 나열되게 한다. 예를 들면 이렇다. "시리얼 주요 성분—통밀, 설탕, 옥수수 시럽, 옥수수 시럽 고형물……." 이런 시리얼에는 실제로 설탕이 50퍼센트 이상 함유되어 있을 수 있다!

두 번째 트릭

특정 성분이 좋지 않은 평가를 받은 경우, 화학 성분은 동일하지만 이름은 새로운 상품으로 대체한다. 예를 들어, 아스파탐은 뉴트라스위트, 아미노스위트 등 다른 많은 이름을 가지고 있다. 옥수수 시럽도 마찬가지다. 과당 설탕 또는 고과당 옥수수 시럽이라는 이름을 붙여 과일에서 얻은 좋은 설탕이라고 생각하게 만든다.

세 번째 트릭

'풍부한' 옥수수 가루, '식물성' 기름, '천연' 향미 같은 매력적인 문구를 사용한다. 이런 말들은 해당 성분이 몸에 좋다는 생각을 하게 만들지만 실제로는 그 반대다.

최고의 항산화제

항산화제에 대해서는 대부분 좋은 얘기만 나온다. 그러나 항산화제는 자연 식품 형태로 몸에 들어오는 경우에만 효과가 있다. 알약 형태로 복용하면 몸에서 잘 이용되지 않는다는 뜻이다. 따라서 최상의 항산화제를 공급 받으려면 신선한 과일과 채소를 먹는 것이 가장 좋다. 베리류가 최고의 공급원이지만 채소 역시 모두 항산화제를 함유하고 있다. 짙은 녹색 채소와 갓 짜낸 채소즙이 좋지만 분말 스피룰리나나 클로렐라, 남조류, 보리, 자주개자리, 밀싹 등도 효과가 있다. 또한 차에는 대부분 항산화제가 들어 있다. 루이보스는 녹차보다 5배 더 많은 항산화 물질을 함유하고 있어 가히 최고라 할 수 있다. 짙은 녹색 채소와 신선한 과일에는 몸에 더 유용한 형태로 함유되어 있으므로 항산화제를 섭취하기 위해 값비싼 보조제를 구입할 필요는 없다.

정직한 식품을 구입하는 방법은?

● 가장 중요한 것은 "식품에 무엇이 들어 있습니까?"라는 질문을 하는 것이다. 그리고 "어떻게 키운 건가요?"라는 질문도

빼놓지 마라.

- 베란다나 마당에 나만의 밭을 가꿔라. 이와 관련, 정원 가꾸기에 대한 조언을 제공하는 지원 단체가 점점 많아지고 있는 것은 매우 긍정적이다.
- 가급적 지역 농산물을 구입하라. 대부분의 공동체는 지역 농산물을 공급하는 활동을 한다. 모르면 주변에 물어보라.
- 항상 '유기농'이라고 표시된 라벨을 찾아라.
- 먹기 전에 살펴라! 카트에 제품을 담기 전에 반드시 라벨을 살펴라.
- 신선한 유기농 식자재로 집에서 직접 음식을 만들어 먹는 것이 바람직하다. 전자레인지에 데워 먹는 즉석 음식은 대부분 화학물질로 가득 차 있다.

불소, 정말 좋을까?

불소는 너무 유독해서 땅이나 물에 버려서는 안 되는 산업 폐기물이다. 그런데 그런 것을 치약에 넣으며 우리 치아에 좋다고 떠들어댄다. 불소는 송과선松果腺을 석회화하고, 생각하는 능력을 저하시키며, 직관력을 차단한다. 우리는 모두 불소와 염소가 독극물이라는 사실을 알아야 한다. 미국의 경우, 도시 상수도와 생수에는 대부분 불소가 첨가되어 있으며, 그것이 안전하고 건강에 이롭다는 말을 듣고 있다. 하지만 이것은 건강과 관련해 논란의 여지가 있는 문제 중 하나다. 개인적으로 나는 불소를 피하기 위해 가능한 모든 조치를 취한다. 주된 이유 중 하나는 불소가 송과선을 석회화해 고도의 인지적 사고를 방해하고 고용량 섭취되는 경우 암을 유발할 수도 있기 때문이다. 나는 불소가 우리가 반드시 피해야 할 독소 중 하나라고 생각한다.

송과선이란?

좌우 대뇌반구 사이 제3뇌실 후부에 있는 작은 공 모양의 내분비 기관으로, 일곱 번째 차크라 또는 상위 자아에 해당한다. 송과선은 더 높은 의식이나 자각에 연결되는 경로다.

송과선의 석회화란?

불소에 의해 야기되는 현상이다. 송과선은 '내적 인식'에 더 많은 잠재력을 부여하는 분비물을 담고 있다. 따라서 송과선이 석회화하기 시작하면 자신을 아는 능력이 저하된다. 사람은 삶의 목적과 진정한 희망을 필요로 한다. 송과선이 제대로 작동하면 자기 자신을 보다 잘 인식하며 삶의 여정에 대한 나름의 질문을 할 수 있다. 우리가 알고 넘어가야 할 중요한 사항이 있다. 오메가-3 오일과 화학물질에 영향받지 않는 균형있는 식생활이 송과선의 탈석회화에 도움이 된다는 것이다.

건강보조제를 먹으면 건강해질까?

대부분의 보조제는 너무 과하게 농축되거나 화학적으로 추출되어 간에 유해한 영향을 미친다. 간이 처리해야 할 물질만 늘어날 뿐, 건강보조제는 장기적으로 건강에 도움이 되지 않는다. 기껏해야 별다른 이점 없이 무해한 정도며, 최악의 경우 몸을 아프게 만들 수도 있다. '화학은 생물학에 대한 공격'이라는 것을 잊지 마라. 소화 가능한 플라스틱 캡슐이든 알약의 선도를 유지하기 위한 첨가제든 인공적으로 만든 모든 것에는 화학적 흔적이 남는다.

비타민은?

비타민은 건강에 필수적인 중요한 요소다. 그러나 항산화제와 마찬가지로 진정한 자연의 공급원으로 섭취해야 몸에 좋은 것이지, 화학적으로 가공된 간접적인 공급원으로는 시너지 효과를 기대하기 어렵다. 몸은 그날그날 필요한 것을 결정하고 흡수한다. 좋은 영양소라 해도 필요하지 않으면 소화기관을 거쳐 배설된다.

참고 오늘날의 유기농 식품은 100년 전에 비해 영양가가 그렇게 높지 않으므로 미네랄 농축액을 섭취하면 좋다.

비타민과 허브는 건강보조식품이다. 이런 것들은 제한된 기간 동안만 의약적으로 도움이 되며, 이후에는 영양가를 가질 뿐 더 이상 의약적 효과를 발휘하지 못한다.

사람들이 매일 섭취하는 비타민은 일반적으로 너무 과하게 농축되어 간과 장에 문제를 일으킬 수 있다. 신체의 pH를 떨어뜨려 장에서 좋은 박테리아가 자라는 것을 방해하기도 한다. 간은 그것들을 처리하기 위해 더 열심히 일해야 하고, 신장은 그것들을 제거하는 데 어려움을 겪을 수 있다. 전형적인 예가 고용량 비타민 C

를 복용하는 경우다. 이는 실제로 위와 소장의 좋은 박테리아를 죽이므로 득보다 실이 많은 셈이다.

비타민은 잘못된 식단으로 인해 기력이 쇠한 신체의 화학적 성질을 바꾸지 못한다. 원인을 고치지 않는다면 비타민을 복용하는 것은 단지 돈 낭비일 뿐이다. 선진국 사람들은 소변도 가장 풍요롭다는 말이 있다. 보조제에 많은 돈을 쓰고 그 모든 것을 오줌으로 배출한다는 얘기다. '건강한 아빠'는 늘 내게 이야기했다. "돈은 벌기 쉽지만, 정직은 지키기 어렵지." 나는 환자에게 보조제를 판매한 적이 없다.

'건강한 아빠'는 1974년부터 1976년까지 건강식품 가게를 운영했지만, 가게에 결코 알약을 들여놓지 않았다. '건강한 아빠'의 이야기다. "난 그렇게 50년을 살아왔네. 이것은 마술이 아니야. 단지 양동이를 청소하는 거지! 그리고 양동이가 다시 더러워지지 않도록 주의를 기울이면 충분해. 그러면 누구나 건강해질 수 있어!"

결론

환자들은 종종 말한다. "건강에 좋다는 것은 다 챙겨 먹는데 왜 당뇨, 통풍, 곰팡이가 생기는 걸까요?" 이에 대한 나의 전형적인 대답은 "먹기 전에 살펴보십시오!"이다. 내가 그들의 음식에서 무엇을 찾아야 하는지 설명하면 나중에 돌아와 이렇게 말한다. "모든 것에 옥수수 시럽이 그렇게 많이 들어 있는지 정말 몰랐습니다!" 그러면서 이렇게 덧붙이기도 한다. "이젠 장바구니에 넣기 전에 라벨의 모든 내용을 읽어본답니다!" 우리는 우리가 먹는 것에 대해 더 많은 교육을 받아야 한다. 음식에 들어간 성분에 대해 다른 사람이 하는 말을 무작정 신뢰한다면, 귀중한 원칙을 놓친 셈이다. 스스로 책임을 다하기 위해서는 우리가 먹는 음식에 적극적으로 개입하고 나름의 역할을 수행해야 한다.

내가 환자들에게 자주 강조하는 한 가지 역시 "먹기 전에 살펴보라!"이다. 식료품점에 가면 눈가리개를 하고 선반을 더듬어 손에 잡히는 대로 물건을 바구니에 쓸어담는가? 그런 사람은 없을 것이다. 구매하는 식품의 라벨을 읽지 않는다면, 그렇게 하는 것이나 다름없다.

영양에는 세 가지 규칙이 있다. 다음은 나쁜 음식으로부터 당신을 보호해줄 수 있는 규칙이다.

1. 먹기 전에 살펴라!
2. 읽기 힘들면 먹지 마라!

---

3. 달면 뱉어라! (웃자고 하는 얘기가 아니다. 진담이다. "달면 삼키는 게" 세상사라지만 우리는 반대로 먹고 반대로 처신해야 한다! 어쨌든 웃는 것은 좋다. 웃음이 최고의 명약이라고 하지 않는가!)

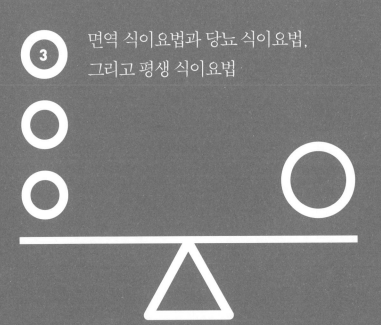

3 면역 식이요법과 당뇨 식이요법,
그리고 평생 식이요법

CHAPTER 09

건강을 잃는다면 재산이 무슨 소용인가?

면역 식이를 위한 자연스러운 생활방식과 소화 박테리아의 재건

우리는 건강에 값을 매길 수 없다고 말하지만 사실은 일상적으로 그렇게 하고 있다. 식품을 살 때 습관적으로 가격표를 확인하면서 그 안에 든 재료는 거들떠보지도 않기에 하는 말이다. 여기서 나는 세 가지 식이요법에 관해 설명할 것이다. 이 세 가지는 내 환자들에게 가장 일반적으로 소개하는 식이요법이다. 그 외의 특정한 문제에 필요한 여타 식이요법에 관한 정보는 'www.liveitlifestyles.com'에서 얻을 수 있다.

이 장에서 다룰 첫 번째 식이요법은 음의 성질을 가진 사람에게 가장 좋다. 두 번째는 체질에 따라 음과 양을 병행하는 당뇨 식이다. 마지막은 건강한 사람이 건강을 유지하는 데 필요한 균형 잡힌 식단, 즉 평생 식이요법이다.

면역 식이요법은 누구를 위한 것인가?

인구의 60~70퍼센트는 면역 식이요법을 필요로 한다. 우리 몸의 면역 체계는 섭취하는 음식으로 인해 좋아지거나 나빠진다. 나쁜 공기를 들이마시거나 마스크를 통해 흡입하는 것, 심지어 우리의 태도와 감정, 일상의 스트레스조차 면역 체계가 저하되는 원인이 된다.

안타깝게도, 의과대학이나 의학대학원에서는 적절한 영양 섭취에 관해 가르치지 않는다. 의대생으로서 내가 절감한 한 가지는 사람을 치유하는 일을 하는 사람들이 적절한 영양 섭취에 관한 배움을 얻지 못하고 있다는 것이었다. 그들이 배우는 것이라고는 (생활방식의 변화는 고려하지 않은 채) 질병을 찾아내 약을 처방하는 방법뿐이다. 물론 어쩌다 운이 좋으면 처방한 약이 치료제가 되기도 한다.

면역 체계는 외부와 내부를 통합해주는 협력적 생명력이다. 이는 좋은 박테리아를 유지하는 능력을 기반으로 하며, 우리가 환경에 적응할 수 있는 능력을 제공한다. 체내에 존재하는 이 적응형 생태계는 우리가 접촉하는 모든 것에 대한 면역성을 갖는 데 도움을 준다. 미생물은 우리 몸과 조화를 이루는 중요한 생명체다. 신체의 모든 외부 막에 미생물이 존재하고 있음을 아는 것은 매우 중요하다. 여기에서 말하는 외부는 신체를 관통하지 않고 접촉할 수 있는 모든 표면, 다시 말해 피부, 폐, 장관, 요로 등을 의미한다. 미생물은 신체를 보호하는 역장力場으로, 소화 기능을 수행하고 예방적인 부산물을 생성하기도 한다.

미생물이 맡은 바 임무를 수행하는데, 그들의 증식과 생존에 큰 영향을 미치는 매개변수가 있다. 바로 당신이 먹는 음식이다. 몸으로 들어오는 음식은 미생물에게 필요한 지형地形이 된다. 신체의 pH와 소화기관의 운동성에 영향을 미치는 감정이나 활동도 미생물 지형의 인자에 포함된다. 미생물 지형에 가장 유해한 손상을 가하는 것은 화학물질이다. 미생물 지형을 달리 표현하면 걸쭉한 액체 상태의 배양액, 즉 '유미즙'이다. 이것은 미생물 또는 '좋은 박테리아'의 성장 능력에 영향을 미친다. 올바른 인자가 있어야만 좋은 박테리아가 성장할 수 있다. 잘못된 인자는 나쁜 박테리아, 곰팡이, 효모, 진균류 등이 자라게 할 뿐이다. 적절한 영양분을 공급하는 능력은 좋은 박테리아를 키우는 원동력이자 건강을 유지하는 기반이다. 면역 식이요법은 적절한 영양분을 공급하는 기반이 되어준다.

앞서 영양소 기가 면역 기를 지원한다고 언급한 바 있다. 음식이

잘 소화되어 좋은 균과 잘 섞이면 장은 유익균을 더 잘 자라게 한다. 면역 체계의 85퍼센트는 장, 더 정확히 말해 장관에 있는 유익균의 산물이다. 반복하건대, 신체의 모든 외부 막에서 유익한 박테리아를 성장시키고 그 상태를 유지하는 것은 매우 중요하다. 이는 건강을 유지하는 데 있어 결정적인 인자이기도 하다. 퇴비와 마찬가지로 박테리아는 음식물을 재활용 가능한 영양소로 분해한다. 장에서 음식물을 분해해 신체의 효소가 영양소를 혈액으로 흡수 가능한 형태로 바꿀 수 있는 상태, 즉 유미즙 상태로 만들어준다는 의미다. 우리는 각자 몸 안에 요구르트 공장을 보유하고 있다!

박테리아 성장의 주요 부산물 중 하나로 '과산화수소'라는 폐기물이 있다. 과산화수소는 혐기성 박테리아와 접촉하면 나쁜 박테리아는 물론 곰팡이, 효모, 진균류 등을 죽인다. 가공식품과 화학 물질, 특히 글리포세이트 같은 농약 성분은 좋은 박테리아를 죽인다. 전 세계 어디라도 인간의 식단에는 어떤 형태로든 박테리아가 포함되어 있다. 좋은 건강 상태를 유지하기 위해 규칙적으로 섭취하는 발효 식품의 형태로 말이다. 건강한 장에는 100조 마리의 유익한 박테리아가 존재한다. 이는 신체의 세포 수보다 많다. 이 소중한 존재들에게 친절해야 하지 않겠는가! 이제 "모든 문화에는 고유의 식문화가 존재한다!"는 말의 의미를 이해할 수 있으리라 짐작한다.

이제 면역 체계가 어떻게 유지되는가에 대해서는 어느 정도 알게 되었을 것이다. 일상 생활방식은 어떠해야 하는지, 장 건강을 유지하기 위해 무엇을 해야 하는지 알아내는 것은 온전히 각자의 몫이다. 어떻게 먹고 쉬고 운동하고 생각할 것인가, 그리고 환경적 요인은 어때야 하는가를 알아야 한다. 매일 반복되는 규칙적인 것들을 우리는 '생활방식'이라 부른다! 생활방식은 어떤 박테리아가 자랄 것인지 결정한다. 좋은 박테리아가 자랄 것인지 나쁜 박테리아가 자랄 것인지 결정한다는 말이다.

장-뇌 연결성은 건강 상태와 기분, 태도에 매우 중대한 영향을 미친다. 어린 나이에 이 부분에 손상을 입으면 정신 발달에 영향을 미친다. 화학물질, 그중에서도 특히 글리포세이트, 항생제 및 백신은 아동기 정신 장애의 주요 원인이다. 체내의 좋은 박테리아를 죽이고 화학물질을 몸 안에 주입하기 때문이다. 농축된 비타민 또한 여기에 포함된다. 비타민 정제는 인공적인 화학물질에 지나지 않으며, 지나치게 농축되어 있어 좋은 박테리아가 자랄 수 없다.

닭고기와 줄기채소, 뿌리채소로 우려낸 수프는 위독할 때 섭취할 수 있는 중요한 음식이다. 거기에 바다 소금과 미네랄 보충액을 15방울 정도 첨가하면 금상첨화일 것이다. 이로써 영양소 기에 체내의 매개변수를 재가동하거나 신체를 올바르게 설정하는 좋은 재료를 제공해 좋은 박테리아만 자라게 한다. 닭고기는 체온을 높이고, 채소는 유익균 성장에 필요한 기반과 에너지를 제공하며, 바다 소금과 미네랄 보충액은 아연 같은 미네랄의 알칼리성을 제공한다. 크릴 오일은 비타민 D_3의 원천이다. 뜨거운 성질이 가장 강한 허브인 오레가노 오일은 항균 특성이 있다. 프로바이오틱스는 장내 유익균을 재활성화한다. 수프와 차는 수분을 공급할 뿐만 아니라 극도의 음을 치료하는 양을 제공한다. 중요한 것은 최대한 알칼리 상태에 가깝게 만드는 것이다. 좋은 박테리아가 살 수 있는 조건이기 때문이다. 위독한 상태에서 벗어난 다음에는 햇빛과 신선한 공기가 무엇보다 중요하다.

에너지 또는 '기'를 소비하는 다섯 가지 영역

우리는 소화, 신체 활동, 정신 활동, 번식 활동, 자가 치유 등 다섯 가지 영역에 우리의 에너지 또는 기를 소비한다. 건강한 상태의 신체는 이 다섯 가지 기능을 수행하는데 아무런 문제가 없지만, 병든 상태에서는 그럴 수 없기에 에너지나 기를 빨아들이는 불필요한 것들을 제거해야 한다. 병든 상태에서는 휴식을 취하고 소화하기 쉬운 음식을 섭취해야 한다. 몸이 아플 때는 음식을 소화시킬 만한 에너지가 없기 때문이다.

가장 극단적인 예로 혼수상태에 빠지는 경우를 들 수 있다. 혼수상태의 신체는 치유 활동을 제외한 모든 기능을 중단한다. 그 정도로 약해진 상태(극단적 음)라면 가볍고 따뜻한 알칼리성 음식을 섭취하고 신체 활동에 에너지를 소비하는 것을 중단해야 한다. 독감이나 감기에 걸린 경우, 대부분 수일 내 급성 면역 기제가 신속하게 대응한다.

내 몸의 에너지가 어느 정도인가에 따라 어떤 음식을 먹고 어떤 신체 활동을 할 것인지 선택의 폭을 확장한다. 상태가 호전되면 유기농 현미를 추가한 수프를 먹는다. 더 많은 포도당은 좋은 박테리아의 성장 능력을 촉진한다. 거기에 단백질을 보충해줄 닭고기를 추가하면 양기 강화 효과를 볼 수 있다.

내 몸의 면역 체계를 제대로 알려면 대변을 관찰하면 된다. 달리 표현할 방법이 없다. 규칙성, 양, 모양, 냄새, 부력 및 형태와 관련해 그 특성을 확인해야 한다는 말이다. 대변은 장 내벽에 있는 박테리아가 그날 또는 전날 어떤 상태였는지 알려주는 지표다. 지금부터 하는 설명을 이해하기 위해서는 각자 볼일을 마친 후 변기를 들여다봐야 할 것이다. 다소 역겹더라도 참아주기 바란다!

대변은 바나나 모양에 단단해 보이는 것이 좋다. 또한 악취가 없어야 한다. 악취는 위나 장에 문제가 있다는 신호이기 때문이다. 대변의 색이 밝으면 음에 가까운 사람이다. 색깔이 어둡다면 양에 가까우며, 동물성 식품이나 가공식품 같은 무거운 음식을 주로 섭취할 것이다. 정상적인 대변은 갈색이다. 대변이 변기 바닥으로 가라앉았다면 잘못된 종류의 음식을 먹고 있거나 제대로 식사할 만한 충분한 시간이 없는 뜻이다. 허겁지겁 먹는다거나 제대로 씹지않고 삼킨다는 말이다. 양질의 음식을 제대로 씹어서 먹으면 대변이 가라앉지 않고 표면에 남아 있을 것이다.

유아의 대변은 노란색을 띠고 약간 부드러워야 한다. 대변이 갈색이면 아기가 양의 성질이 강한 음식을 섭취한다고 생각하면 된다. 갓 태어난 아기의 대변이 녹색이면 아기에게 적절한 음식이 제공되지 않거나 모유의 질이 좋지 않다는 의미다. 이 경우, 산모가음의 성질이 과도하게 강한 체질일 것이다.

대변을 잘 관찰하면 이런 것들도 알 수 있다. 소금을 너무 많이섭취하면 대변이 건조해진다. 우유, 과일, 당분을 많이 섭취하고음식에 소금을 부족하게 첨가하면 모양이 없는 묽은 대변을 본다. 변비는 양의 기운이 강할 때 나타나는 증상으로, 정제된 음식 등으로 인해 발생한다. 이 경우, 대변 색깔은 더 어둡고 모양은 둥글며 표면이 반질거린다. 음의 기운이 강할 때 나타나는 변비 증상도 있다. 그럴 때는 대변이 마치 토끼 똥처럼 작은 공 모양이 되고 광택이 없다. 음의 기운이 강한 사람은 완하제(설사약)를 복용하지 않는 것이 좋다. 소변은 최근 몸 상태를 알려주는 지표이며 대변은 지난 며칠 동안의 상태를 말해준다.

'건강한 아빠'의 조언

나는 이 원칙을 거의 50년 동안 지켜왔으며, 이를 적용해 수천 건의 탁월한 결과를 얻었다. 자연과 일반 상식을 신뢰하라. "감기에 걸리면 많이 먹고, 열이 날 때는 자주 마셔라"라는 옛말은 진리다! 이 원칙을 이해한다면 팬데믹도 그렇게 심각한 문제는 아니다. 산소와 알칼리도는 건강을 유지하는 데 가장 중요한 요소다. 알칼리도는 적혈구가 산소와 결합하고 그것을 운반하는 능력을 유지하게 해준다. 적절한 알칼리도를 유지하면 산소를 혈액으로 공급하는 폐의 능력에 손상을 가하는 인공호흡기에 의지할 일이 없을 것이다. 인공호흡기는 폐 조직에 과도한 압력을 가하기 때문에 혈액으로 산소를 전달하는 능력을 감소시킨다. 또한 폐를 건조하게 만들어 산소를 혈류로 전달하는 데 필요한 핵심 요소인 습한 환경을 저하한다.

우리의 목표는 건강하게 오래 사는 것이다. 바른 생활방식을 유지하면 그렇게 살 수 있다. 질병은 자연의 불균형에 의해 초래되는 결과다. 자연을 이해하려면 오랜 시간 거슬러 올라가 모든 일의 원인과 결과를 확인해야 한다. 그 과정은 우리에게 영원의 가치를 지닌 지혜를 선물해줄 것이다. 이런 원리를 이해하고 삶의 지침으로 삼아라. 삶을 개선하기 위해 시간을 투자하라. 이와 관련, 4000년 넘는 시간 동안 존재해온 여러 가르침이 있고, 이미 입증된 자료들도 많다. 이를 탐독하라. 가장 단순한 원리가 바로 음과 양이다. 3장의 내용과 다음 표를 참조하라.

음과 양을 구분하는 신호는?

다른 사람을 관찰할 때 음과 양을 구분할 수 있는 몇 가지 신호가 있다.

구분	음	양
외관	조용하고 내성적이다. 죄책감을 잘 느낀다. 행동이 느리다. 드러눕거나 웅크리고 있는 것을 좋아한다. 기운이 없어 보인다. 분비물에 수분이 많고 묽다. 혀는 부풀어 오른 것처럼 보이고, 창백하며, 하얀 이끼가 끼어 있다.	시끄럽고 불안하다. 안절부절못한다. 활동적이고 움직임이 민첩하다. 움직임에 기운이 넘친다. 안색이 붉다. 누워서 기지개 켜기를 좋아한다. 혀는 붉은색을 띠고 건조하며, 두꺼운 황색 이끼가 끼어 있다.
청각·소리	목소리가 낮고 힘이 없다. 말수가 적은 편이다. 약하고 얕은 호흡을 한다. 숨이 가쁜 편이다.	목소리가 크고 거칠며 힘이 있다. 말수가 많으며 강하다. 깊고 꽉 찬 느낌의 호흡을 한다.
냄새	매캐한 냄새	악취. 땀 냄새
느낌	서늘하거나 차가운 느낌. 식욕 감퇴. 미각·온기·촉각이 약하다. 양이 많고 맑은 소변.	따뜻하거나 뜨거운 느낌. 더위 또는 접촉을 싫어한다. 변비. 양이 적고 짙은색 소변. 구강 건조와 갈증.
촉각	연약함. 앙상함. 공허함. 허약함.	충만함. 크고 빠르며 미끄러움. 뻣뻣함. 유동적이며 강함.

면역 식이요법이란 무엇인가?

완전한 균형을 이루면 질병은 사라진다. 이 장의 나머지 부분에서는 면역 식이요법을 실제로 어떻게 적용하는지 설명할 것이다. 당신에게 중요하고 좋은 음식은 어떤 것인지, 해롭고 피해야 할 음식은 어떤 것인지 알아내는 데 도움이 되기 바란다.

견고한 면역 체계를 갖추려는 환자들에게 나는 단순한 방법을 고수하라고 권한다. 현재의 식습관에서 추가 또는 제거해야 할 것들을 골라 선택하라. 시간이 지나면서 자신의 몸이 서서히 반응하는 것을 느끼게 될 것이다. 그러다 보면 어느새 평생 식이요법(11장 참조)을 시작할 준비를 갖춘 자신을 발견하게 될 것이다. 그때쯤 면역 식이요법에서 터득한 원칙은 평생 이어질 삶의 방식이 되어 있을 것이다. 자연스럽게 생활방식으로 스며들어 더 이상 유행하는 식단으로 갈아탈 필요성이 없어질 것이라는 얘기다.

면역 식이요법의 주요 목표는 소화에 관여하는 유익균을 재구축하고 면역 체계를 지원하는 것이다. 사람마다 차이가 있을 것이므로, 현재 자신의 건강 상태를 정확히 파악하는 것이 무엇보다 중요하다.

면역 식이요법은 단기 치료를 위해 고안됐다. 면역 식이는 현재 음양 척도가 마이너스 3에서 마이너스 6 범주에 속하는 사람들에게 권장되며, 이 기준을 마이너스 3에서 플러스 3 사이에 포함되도록 끌어올리는 것이 목표다. 마이너스 3과 플러스 3 사이에 도달하면 평생 식이요법으로 전환하면 된다. 내가 자연스러운 생활방식이라고 부르는 평생 식이요법은 건강한 은퇴 계획을 만드는 데 도움을 주는 생활방식 식이요법을 의미한다.

지금부터 식이요법에 맞는 식품을 중요, 우수, 부적절, 회피 등의 범주로 구분한 후 그에 해당하는 다수의 식품을 나열할 것이다. 이 중에서 취사선택하기 바란다. 나열된 식품 목록에서 자신이 원하는 한 가지를 선택하고 일일 권장량 및 횟수를 지키는 것이 중요하다. 각각의 범주마다 그 기준을 자세히 설명해두었으니 반드시 숙지하기 바란다. '중요'와 '우수' 식품은 유기농이며, '회피' 제품에는 GMO와 GMF가 포함돼 있다고 보면 된다.

- 중요 말 그대로 중요하다! 이런 식품을 일상적 식단에 적용하고 이를 계속 섭취하도록 노력해야 한다.
- 우수 중요 범주에 포함된 식품만큼은 아니지만 식단에 포함시켜도 좋을 만큼 우수한 특성을 보유하고 있다. 무엇을 먹고 마실 것인가를 결정할 때 선택의 폭

을 넓혀줄 것이다.

- 부적절   회피 범주의 식품보다는 낮지만 우수 범주에 포함
  된 식품에는 미치지 못한다.

- 회피   말 그대로 피해야 할 음식이다! 무슨 수를 써서라도
  피해야 한다. 이런 음식을 회피하는 것은 평생 식이
  요법으로 전환하는 데 도움이 된다. 몇 가지 변형이
  있지만 평생 식이요법에서 회피해야 할 음식과 거
  의 일치하기 때문이다.

- 의견   각 범주의 마지막에 덧붙인 지침으로, 보다 깊이 있
  는 통찰을 제공할 것이다.

이렇게 단순화한 이유는 사람마다 현재 상태가 제각각이기 때문
이다. 지침서의 요약본에 지나지 않는다는 말이다. 'www.liveit
lifestyles.com'에서 보다 자세한 정보를 얻을 수 있다.

발효 식품과 프로바이오틱스

중요

- **프로바이오틱스**   유산균. 냉장 보관해 판매되는 제품으로 활성 상태의 균 50억 CFU가 들어 있어야 한다. 1일 2~4회 2캡슐 섭취한다.
- **발효 식품**   사워크라우트, 김치, 피클.
- **해조류**   미역, 덜스(식용 홍조류), 켈프(해초), 다시마, 김, 톳, 한천, 대황(바닷말), 블래더랙(갈조류의 일종), 아일랜드 이끼(식용 바닷말의 일종), 꼬시래기, 모즈쿠(갈조류의 일종).

우수

- **발효 식품**   피클, 미소된장(일본식 된장), 다마리 간장, 템페, 낫토.

회피

- **콩 식품**   두유, 대두유, 콩가루 및 빵, 에다마메(짭짤하게 삶은 풋콩), 두부.

- 하루에 2~4회 유산균(프로바이오틱스) 2 캡슐을 섭취하라. 상태가 호전되면 하루 1회로 줄인다.
- 유산균, 프로바이오틱스는 식사하기 최소 30~45분 전에 복용하는 것이 가장 좋다.
- 믿을 만한 제조사의 프로바이오틱스는 활성 상태의 유산균 50억 CFU를 함유하며, 냉장 보관해 판매된다.
- 프로바이오틱스는 장내 유익균을 재활성화한다.

오일, 정제 오일, 튀긴 음식

중요

- 오일   크릴 오일.
- 오메가-3 오일   홍어 오일, 연어 오일, 대구 간유, 유기농 버터.
- 정유   오레가노 오일.

부적절

- 오일   올리브 오일, 코코넛 오일.

- 오일
카놀라유, 대두유, 경화유, 쇼트닝, 라드, 올레오(oleo, 소의 기름에서 채취한 기름—옮긴이), 마가린, 베이컨 기름.

- 튀긴 음식
프렌치프라이, 어니언링 등 튀긴 음식, 견과류, 옥수수칩, 감자칩, 덴푸라(튀김옷을 입혀 기름에 튀긴 일본 음식의 총칭—옮긴이), 프라이드 치킨, 피시앤칩스, 햄버거, 핫도그, 프레스 햄, 소시지, 베이컨 등 기름진 음식.

의견

- 하루에 두 번 크릴 오일 350mg 캡슐을 1∼2개 섭취하라. 코스트코에서 판매하는 커클랜드Kirkland 크릴 오일 제품도 괜찮다.

- 오메가-3 오일은 100퍼센트 천연 버터 또는 생선 간유를 활용해 매일 적어도 1∼2큰술 정도 섭취한다.

- 에센셜 오레가노 오일은 코막힘 또는 붓기가 있을 때 하루 2∼4회 식후에 2∼5방울 섭취한다. 상태가 호전되면 하루

1~2회로 줄인다.

- 오레가노 오일은 그대로 섭취하지 말고 올리브 오일과 4 대 1 비율로 섞어 희석한다.
- 코막힘 증세가 있으면 잠들기 전 100퍼센트 오레가노 오일 10방울을 물에 섞어 분무하면 좋다.
- 크릴 오일은 비타민 D$_3$의 공급원이고, 오레가노 오일은 뜨거운 성질이 가장 강한 허브로 항균 특성을 가지고 있다.

음료, 미네랄, 각성제, 알코올, 차

중요

- 음료   RO 정수가 가장 좋다.
- 미네랄   미네랄 보충제.

우수

- 허브차   루이보스, 라즈베리, 갈퀴덩굴, 카모마일, 체리 껍질, 생강, 민들레, 인삼.
- 주스   무가당 크랜베리, 석류, 블루베리, 체리.
- 허브 뿌리 차   에키네시아, 감초, 황기, 민들레, 우엉 뿌리.

회피

- 각성제 카페인, 커피, 홍차 및 녹차, 초콜릿, 코코아, 콜라, 에너지 음료, 코카인, 암페타민.
- 알코올 맥주, 와인, 독주.
- 차 구아라나 마테, 블랙마운틴, 얼그레이, 칼리차 등을 포함한 홍차.

의견

- 하루 2~4회 10~15방울의 미네랄 보충제를 최소 100밀리리터의 액체 또는 수프에 타서 섭취한다.
- 소변을 관찰하라. 온종일 과도하게 짙은 색 소변을 보면 더 많은 수분을 섭취하고 소변의 색이 맑으면 수분 섭취를 줄인다.
- 허브 차는 하루 2~4잔 정도가 좋다. 1/4작은술의 허브로 1~2잔의 차를 만들 수 있다. 허브를 뜨거운 물에 넣은 뒤 뚜껑을 덮고 뿌리는 15분, 잎은 3분 정도 끓인다.
- 무카페인 허브는 대부분 좋다.

과일, 채소, 사탕, 설탕

중요

- 짙은 녹색 채소   청경채, 민들레, 케일, 콜라드, 해초.
- 줄기채소   아스파라거스, 브로콜리, 셀러리, 리크, 껍질콩.
- 뿌리채소   민들레, 우엉, 양파, 루타베가(노란 순무— 옮긴이), 순무, 무.
- 소금   탁월한 품질의 바다 소금이 가장 좋다.
- 향신료   계피, 고수, 골파, 생강, 마늘, 오레가노, 백리향, 바질, 해초.
- 발효 채소   사워크라우트, 김치, 피클.
- 해조류   미역, 덜스, 켈프, 다시마, 김, 톳, 한천, 대황, 블래더랙, 아일랜드 이끼.
- 과일   자몽 주스와 과육.
- 베리   블루베리.

우수

- 짙은 녹색 채소   비트, 겨자잎, 근대, 시금치.

- 줄기채소   방울양배추, 콜리플라워, 양배추.
- 뿌리채소   당근, 파스닙(설탕당근—옮긴이), 비트.
- 과일   레몬, 라임.
- 베리   대부분의 베리.

부적절

- 채소   사탕옥수수.
- 설탕   스테비아.

회피

- 가짓과 채소   토마토, 감자, 가지, 고추.
- 과일 및 과일 주스   오렌지, 귤, 파인애플, 포도, 사과, 배, 망고, 말린 과일.
- 천연 감미료   사탕수수 원당, 대추야자, 꿀, 당밀, 아가베 시럽, 메이플 시럽.
- 음료   탄산음료(저당 및 일반), 천연 또는 일반 과일 주스, 스포츠 음료, 에너지 음료, 모든 알코올.
- 설탕   백설탕, 자당, 고과당 옥수수 시

럽, 감미료.

- 인공 설탕　　　　사카린, 아스파탐, 수크랄로스.
- 당분　　　　　　사탕류, 쿠키, 케이크, 아이스크

림, 과일 요구르트, 과일 롤업, 잼,

젤리, 푸딩.

의견

- 오트밀과 함께 조리한 블루베리를 하루 1/4 ~ 1/2컵 섭취한
다. 블루베리를 곁들인 오트밀은 훌륭한 아침 식사 메뉴이며,
저녁 간식으로 활용할 수도 있다.
- 하루 2 ~ 4회 정도 발효 채소나 수프, 스튜, 볶음, 찜 또는 구
운 형태의 채소를 반드시 섭취한다. 수프나 스튜를 만들 때는
유기농 쇠고기나 닭고기 육수를 사용하고 식사 때마다 적어
도 한 컵 정도 먹도록 한다.
- 보리와 맥아 시럽은 나쁘지 않다. 그러나 포도당 범주에 속하
기 때문에 적절하지도 않다.
- 날 음식이나 찬 음식은 먹지 않는다. 남은 음식을 처리하기까
지 이틀을 넘기지 않는 것이 가장 좋다.
- 소화를 위해 모든 음식은 익혀서 먹고 잘 씹어야 한다!

- 고과당 옥수수 시럽, 감미료가 함유된 소스류와 음료는 어떤 것이든 피해야 한다.

단백질(식물성 및 동물성, 콩 및 콩과 식물)

- 식물성 단백질을 하루 1 ~ 2회 섭취한다.
- 하루 120 ~ 240밀리리터 정도의 동물성 단백질을 1 ~ 3회 섭취한다.

중요

- 식물성 단백질   스피룰리나.
- 가금류   자연 방사 닭, 칠면조, 계란.
- 생선   자연산 연어, 넙치, 농어.
- 쇠고기   100퍼센트 목초로 사육한 쇠고기.

우수

- 식물성 단백질   견과류와 씨앗, 녹두, 현미, 깍지완두.
- 유제품   버터.
- 동물성 단백질   양고기, 돼지고기, 야생 육류.
- 생선   참치, 상어, 청새치, 황새치, 창꼬치, 월아

이(눈이 큰 생선), 새우.

회피

- 동물성 단백질   양어장에서 키운 생선, 곡물을 먹여 사육한 쇠고기, 양계장에서 기른 닭.
- GMO 유제품   우유, 치즈, 크림, 산패유(박테리아를 첨가하여 발효시킨 요리용 크림), 아이스크림, 캐피어, 요구르트.
- 식물성 단백질   대두, 렌틸콩, 완두콩, 리마콩.

의견

- 콩 및 콩과 식물은 소화하기 어렵다.
- 100퍼센트 목초로 사육한 쇠고기만 먹는다!
- 고수와 발효 채소는 생선에서 발견되는 수은을 해독한다.

통곡물, 정제 곡물, 간식용 식품, 효모 함유 식품

- 100퍼센트 통곡물을 조리된 시리얼이나 찜 요리와 함께 하루 1~2회 섭취한다.

- 곡물　유기농 현미, 오트밀, 퀴노아, 스펠트(밀의 일종―옮긴이).

- 곡물　유기농 기장, 보리, 메밀, 호밀, 라이밀(밀과 호밀의 교잡으로 만든 식물―옮긴이).

- 곡물　100퍼센트 통밀 파스타와 싹이 튼 통곡물로 만든 빵을 구운 것, 옥수수.

- GMO 콩과 옥수수
- 정제 곡물　흰 밀가루, 무표백 밀가루, 빻아놓은 밀, 대부분의 빵, 파스타, 피자 크러스트, 프레첼, 시리얼, 크래커.
- 100퍼센트 통곡물　통밀이라고 표시되지 않은 모든 밀가루 제품.

- 간식용 식품 　　　　　케이크, 도넛, 쿠키.
- 효모 함유 식품 　　　제빵 및 양조장에서 사용하는 효모
　　　　　　　　　　　및 자가분해 효모.

의견

- 찜 요리, 익힌 곡물 또는 시리얼에는 반드시 유기농 재료를
사용한다.
- 유기농 옥수수 제품만 먹는다. 모든 콩과 옥수수는 GMO다.
- 코막힘 증상이 있다면 밀, 메밀, 호밀, 옥수수, 라이밀 같은
밀가루 제품은 삼가야 한다.

소스, 콩 식품, 화학물질, 약물

우수

- 콩 식품 　　　　　　미소된장, 다마리 간장 같은 유기농 대두
　　　　　　　　　　　발효 식품.

회피

- 콩 식품 　　　　　　두유, 콩기름, 콩가루 및 빵, 에다마메.

- 소스　　　　　　케첩, 우스터소스, 중국 자두, 데리야키, 단맛과 신맛이 나는 드레싱 등을 포함한 대부분의 드레싱과 소스류.
- 약물　　　　　　비스테로이드 항염증제(이부프로펜, 모트린, 알레브, 애드빌, 타이레놀, 아스피린 등).
- 화학물질　　　　내분비 교란 물질, 스테로이드, 항생제, HRT, HGH 성장 호르몬, 방부제, 향미제, MSG, 글루타민산염, 자가분해 효모, 카세인, 카세인염이 포함된 시판용 수프나 국물, 소스.
- GMO 및 GMF　콩, 옥수수, 사탕무, 카놀라유, 면실유.
- 소스　　　　　　핫소스, 살사, 레드 카레, 스파게티 소스.

의견

- 식물성가수분해단백질 HVP 또는 조직식물단백질 TVP을 함유한 대부분의 소스류에는 MSG가 들어 있다.
- HRT, HGH 성장 호르몬, 스테로이드, 항생제 등이 가축에게 급여되어 고기나 우유에 함유되고 있다. 이들은 내분비 교란 물질, 즉 환경호르몬으로도 알려져 있으며 면역 체계에 매

우 나쁜 영향을 미치고 과도한 세포 성장을 촉진한다.

- 건강 제품이라고 하는 대부분의 비타민과 알약은 화학물질일 뿐 당신에게 필요한 것이 아니다.
- 일반적으로 가래가 많은 사람에게 찐 음식은 부적절하다.

일반 정보

- 닭고기와 줄기채소, 뿌리채소를 우려낸 수프는 위독할 때 섭취할 수 있는 가장 중요한 음식이다. 바다 소금과 미네랄 보충제 15방울을 첨가하면 금상첨화다. 이것은 영양소 기에 체내의 매개변수를 재가동하거나 신체를 올바르게 설정하는 좋은 재료를 제공해 좋은 박테리아만 자라게 한다. 닭고기는 체온을 높이고 채소는 유익균이 성장하는데 필요한 바탕과 에너지를 제공한다. 바다 소금과 미네랄 보충제는 아연 같은 미네랄의 알칼리성을 더해준다.
- 날 음식이나 찬 음식은 먹지 않는다. 하루 이상 지난 음식은 이미 곰팡이나 박테리아가 발생했을 가능성이 있으므로 먹지 않는 것이 좋다.
- 특히 밤에는 전자레인지를 사용하는 것을 피한다. 휴대폰이나 무선 전화기, 와이파이, 5G 통신, 스마트 미터, 블루 라이

트 등도 피해야 한다.

- 운동, 일, 식사, 걱정, 생각, 늦은 시간까지 깨어 있기 등은 과도하지 않아야 한다.
- 외풍 있는 방을 피하고 한기를 느끼거나 발이 차가워지지 않도록 해야 한다. 춥다고 느껴지면 신발이나 양말을 신어라.
- 한기를 방지하려면 잠자리에 들기 전에 머리카락을 잘 말려 목이나 귀에 젖은 머리카락이 닿지 않도록 한다.
- 따뜻하고 건조한 상태를 유지한다. 햇빛과 운동은 필수다.
- 식품을 살 때는 반드시 성분을 확인한다. 무엇인지 알 수 없거나 발음하기조차 어려운 단어가 보인다면 그것은 분명 몸에 좋지 않은 성분이다.

나는 실제로 면역 식이요법을 어떻게 적용했나?

면역 식이요법은 가장 중요한 식단 중 하나다. 환자들을 진료하면서 발톱 진균 감염 환자를 볼 때마다 이 환자의 면역 체계가 제대로 작동하지 않고 있구나 하는 생각이 가장 먼저 떠오른다. 이런 환자를 보면 나는 제일 먼저 언제 발톱에 상처를 입었는지 물어본다. 환자들은 대개 발가락에 뭔가를 떨어뜨렸다거나 꽉 끼는 신발을 신었다고 대답한다. 그러면 나는 다른 의문을 제기한다. 어떻게 다섯 발가락 중 한 개만 다칠 수 있는가? 몇 달 혹은 몇 년 지난 후 반대쪽 발가락에서 진균 감염 증상이 나타나는 것은 무슨 이유인가? 그것은 균류가 혈류에 있기 때문이다. 내부적 요인 때문이라는 말이다. 우리 몸속에는 균류가 존재한다. 신체가 그것을 물리치지 못할 만큼 과도하게 증식하면 더 많은 균류가 생성되기 시작하며 일반적으로 발톱에서 그 증상이 발현된다. 균류를 퇴치하기 위해서는 면역 체계를 활성화해야 한다. 적절한 휴식, 식이요법을 실시하는 한편 당분 섭취를 중단하고 제대로 된 음식을 먹어야 한다. 나쁜 오일을 섭취하지 않도록 세심한 주의를 기울이고, 디톡스 영양소 믹스를 섭취하는 등 좋은 박테리아를 구축하기 위한 노력을 기울여야 한다는 애기다.

한 가지 덧붙이자면, 발가락에 진균 감염 증상이 나타나면 베이킹소다 2큰술을 넣은 따뜻한 물 3리터에 발가락을 담가주면 도움이 된다. 적어도 주 3회, 한 번에 10분 정도가 적당하다. 나는 면역 식이요법을 실천하고 권하면서 놀라운 변화를 목도했다.

결론

오늘날 60~70퍼센트의 사람들은 면역력을 강화할 필요가 있어 보인다. 이와 관련, 간단한 면역 식이요법을 시작하는 것보다 더 좋은 방법은 없다. 우리 주변의 모든 것이 화학적 처리 과정을 거쳤다고 봐도 무방하다. 먹는 음식부터 마시는 물, 심지어 호흡하는 공기마저도 그렇다. 우리 모두 매일매일 면역력을 강화해야 한다. 면역 체계의 손상이 겉으로 드러나는 시점부터 모아둔 재산이 건강을 회복시키는 데 모조리 빨려 들어가는 것을 보게 될 것이다. 그 시기를 최대한 늦추거나 강한 면역 체계를 보유한다면 은퇴 이후에도 삶을 즐기며 살아갈 수 있다. 환자를 치료하는 의사로서 단언하건대, 당신의 면역 체계는 너무나 소중하다. 목숨 바쳐 그것을 사수한다면 병원을 찾는 횟수를 줄일 수 있다. 건강에 값을 매길 수는 없지 않은가!

우리 몸의 면역 체계가 손상되었음을 알려주는 신호에는 여러 가지가 있다. 발톱 진균 외에 대표적인 신호가 바로 독감과 유사한 증상을 보이는 감기다. 당신은 항생제를 처방받기 위해 얼마나 자주 병원으로 달려가는가?

10장에서는 당뇨 식이요법을 소개할 것이다. 당뇨를 앓고 있지 않다면 11장으로 바로 넘어가도 좋다. 11장에서는 내가 "자연스러운 생활방식"이라고 부르는 평생 식이요법을 소개할 것이다. 면역 식이요법의 혜택을 경험한 사람들에게 소개하고 싶은 다음 단계가 바로 평생 식이요법이다. 그들에게 해결해야 할 다른 문제가 있지 않다면 말이다.

면역 식이요법은 음의 식단이다. 당뇨 식이요법은 양의 식단에 가깝다. 평생 식이요법은 균형 식단이다. 나는 디톡스 영양소 믹스와 더불어 매일 평생 식이요법을 실천하고 있다.

CHAPTER 10

허리에 위기를 축적하지 마라

당뇨 식이요법을 위한 자연스러운 생활방식

당신이 미국인 당뇨병 환자 3420만 명 또는 전 세계 당뇨병 환자 4억 2500만 명 중 하나라면 이 장은 바로 당신을 위한 것이다. 당뇨병에 걸린 가족이나 친구가 있다면 이 장의 내용이 분명 도움이 될 것이다. 당뇨 직전 단계라는 진단을 받았다면 이 장의 내용을 반드시 숙지해야 한다. 앞서 3장에서 설명했듯, 음 당뇨병과 양 당뇨병이 있고 치료법도 서로 다르다는 것을 확인하게 될 것이다. 또한 음식 이외에 혈당을 낮추는 다른 방법도 알아볼 것이다.

당뇨병이 유전되는 이유는 부모의 식습관을 그대로 따르기 때문이다. 가족, 친구, 환경 등 자신이 속한 사회가 길들인 대로 먹기 때문에 그 점을 인식하지 못하고 있을 뿐이다. 우리 몸의 아주 특별한 장기인 췌장은 당만 섭취하거나 과도한 당을 섭취하면 피곤해진다. 마라톤을 하고 나서 휴식을 취하지 않는 것과 흡사하다. 달리기를 멈추고 휴식을 취하지 않으면 몸이 견디지 못하고 망가진다. 당뇨병은 감기와 크게 다르지 않다. 신체 기능은 작동을 중단했고, 몸은 기진맥진한 상태이며, 면역 체계가 완전한 잠재력을 발휘하지 못한다는 면에서 그렇다.

당뇨병과 면역 체계는 무슨 관계일까? 면역 체계는 자존감(감정)과 음식 선택(생물학)에 영향을 받는다. 당신이 사랑받지 못하거나 쓸모없는 사람이라고 느껴진다면, 이 상황을 극복하는 데 자존감은 필수적이다. 한 걸음 더 나아가 제3계명인 '자신을 사랑하는 능력'을 지키지 않으면 당뇨병에 지대한 영향을 미치게 된다. 낮은 자존감 또는 자신을 사랑하는 능력을 상실하는 것이 바로 당뇨병의 요인이라는 말이다. 걱정이 지나치게 많으면 당분을 과도하게 섭취하게 된다. 달콤한 음식을 우리가 위안을 주는 식품이라고 부르는 이유는 여기에 있다. 그러나 당분은 현재 상황을 모면하는 임시방편일 뿐이다.

진정시킨다는 것은 어떤 의미인가?

인지적 또는 현실적으로 행동하면 더 건강해질 수 있다. 약간의 휴식을 취하고, 나쁜 화학물질이 들어 있는 음식은 먹지 않겠다고 다짐할 것이기에 그렇다. 당뇨는 혈당이 과도하게 높아 현재의 식습관 또는 감정 상태를 따라잡을 수 있을 만큼 충분한 인슐린이 생산되지 못하는 화학적 불균형 상태에 불과하다. 그 증거가 물리적으로 표현되는 것이 당뇨병이다. 단기적 연료 대신 장기적 연료를 공급하는 식습관으로 변경해 당을 떨어뜨리지 않는다면 결국 췌장이 견뎌내지 못한다. 인슐린이 불필요해질 것이란 얘기다.

제1형 당뇨병과 제2형 당뇨병

제2형 당뇨병은 음식이나 감정 같은 생활방식에서 직접적인 원인을 찾을 수 있다. 제2형 당뇨병에는 췌장의 기능이 매우 중요하다. 췌장은 높아진 당 수치를 조절하기 위해 인슐린을 더 많이 생산해야 한다. 제1형 당뇨병은 자가면역질환이다. 신체가 췌장을 문제로 인식하기 때문에 그것을 공격하는 것이다.

이 문제와 관련해 나는 10여 년 전부터 '건강한 아빠'와 다음 사례를 포함해 많은 이야기를 했다. 2012년, 나는 사람의 복부에 장착할 수 있는 장치를 개발한 기업에서 영업을 담당하던 한 여성을 만났다. 미세한 바늘이 부착되어 있어 통증 없이 장 내부와 연결되고, 복부의 장치가 휴대용 장치와 연결되어 활성 당도를 확인할 수 있는 기기였다. 나는 그것을 직접 체험해보고자 2주간 실험에 자원했다. 지금은 누구나 쉽게 구할 수 있는 의료기기이지만 당시에는 제1형 당뇨병 환자에 한해 사용할 수 있었다. 하복부에 장치를 부착한 다음 장치가 전부 덮이도록 보호 필름을 붙이면 샤워나 운동을 할 수도 있었다.

나는 기기를 받자마자 실험에 돌입했다. 피자를 먹은 후 혈당이 증가하는 것을 확인할 수 있었다. 피자를 많이 먹을수록 혈당은 더 많이 증가했으며, 이후 몇 시간 동안 고혈당이 유지됐다. 내가 수년간 환자들에게 권유해온 혈당 저하에 도움이 되는 음식도 먹어봤다. 대표적인 세 가지 식품을 들자면 블루베리, 껍질콩, 생강 뿌리가 그것이다.

블루베리는 혈당을 서서히 낮춰줬다. 껍질콩도 혈당 저하 효과가 있으며, 생강 뿌리는 탁월한 효능을 보였다. 나는 생강을 요리하는 데 서툴렀던 터라 조리하지 않은 생강을 그냥 한 입 먹는 쪽을 택했다. 결코 이 방법을 추천하는 것은 아니다! 혀가 불타는 듯한 고통이 따르기는 했지만 나는 놀라운 효과를 볼 수 있었다. 인슐린이 작용하는 것과 흡사하게 생강은 매우 빠르게 혈당을 낮춰주었다. 너무 빨라서 무서울 정도로 말이다.

나는 이 실험을 한 단계 더 발전시켰다. 조용한 곳에 누워 혈당을 확인하고 그것을 기록해두었다. 그런 다음 아주 슬픈 이야기를 머릿속에 떠올렸다. 내가 아이들을 얼마나 그리워했는지, 아무도 나를 사랑해주지 않거나 인정받지 못할 때 어떤 느낌일지 마음속에 그려보았다. 그런 생각들을 떠올리는 동안 놀랍게도 내 혈당이 점점 올라가는 게 아닌가. 피자를 먹었을 때처럼 말이다. 나 자신을 보호하기 위해 온 힘을 다해 머릿속에 떠올렸던 그 슬픈 생각들을 바꾸고자 노력했다. 나는 사랑받고 있으며 인정받는 사람이며 자존감이 높은 사람이라는 생각으로 말이다. 그러자 혈당 수치가 떨어지기 시작했다. 다시 한번 놀라움을 금치 못했다.

음 당뇨병과 양 당뇨병

당뇨병에 대한 몇 가지 간단한 지침을 소개한다. 대부분의 당뇨병 환자는 음(허약함, 피곤함, 스트레스)의 기운이 강하므로 음식은 익혀서 먹는 게 좋다. (강하고, 뜨겁고, 활력이 넘치는) 양의 기운이 강한 당뇨병 환자들도 있다. 이들에게는 익히지 않은 음식, 즉 생식이 가장 좋다. 자신이 음의 성질을 가지고 있는지 양의 성질을 가지고 있는지 파악하고 싶다면 다음과 같이 자문해보라. 나는 추위를 잘 타는가 아니면 더위를 잘 타는가? 나는 이불을 꼭꼭 덮는 편인가 아니면 걷어차는 편인가? 이 질문은 중요하다. 왜냐하면, 허약하고 피곤하고 기운이 없는 사람이 생식을 한다면 자신의 몸을 더 허약하고 더 피곤하게 만들 것이기 때문이다. 반면, 강하고 열이 많으며 활력 넘치는 사람에게 목초 먹인 쇠고기 스테이크는 적절하지 않은 선택이다. 생식에 가까운 음식이 더 낫다는 말이다. 음양을 구분하기에 앞서 가공되지 않은 음식으로 시작하는 방법을 권한다. 신선한 채소, 통곡물, 양질의 동물성 식품 등을 섭취하면 좋다. 채소를 먹을 때는 양에 가까울수록 생식을 선택하고, 음에 가까울수록 살짝 익혀서 먹도록 한다. 기본적으로 음식을 조리할 때는 질감이 충분히 남아 있을 정도까지만 익혀야 한다.

양 당뇨병은 심장, 음 당뇨병은 질병 및 감염과 관련 있는 이유는?

모든 형태의 당은 신속하게 대사되지 않으면 지방으로 전환된다. 혈액에는 당이 남아 있을 수 없기 때문이다. 지방은 체내 조직과 동맥 사이에 축적되어 결국엔 혈관이 막히는 심장 및 순환계 질병을 야기한다. 여기에서 당이란 시럽, 과자, 사탕, 탄산음료, 스포츠음료,

대부분의 과일, 흰 밀가루 등에 포함된 모든 당분을 의미한다.

산이 혈관 내벽에서 염증을 일으키는 것은 동맥에 퇴적물이 쌓이는 또 다른 원인이다. 우리 몸은 염증이 발생하면 콜레스테롤을 치유 용매로 사용한다. 그로 인해 혈관 내벽 표면이 거칠어지거나 염증을 일으켜 혈류를 방해한다. 이것은 적혈구가 서로 달라붙어 덩어리를 형성해서 혈액에 소용돌이 효과를 일으키지 못할 때 발생하는 주요 증상이다. 콜레스테롤을 사용해 거칠어진 혈관 내벽의 혈류를 개선하고 혈액의 응고를 막는 것은 이런 증상을 해결하기 위한 신체의 자연스러운 생존 능력이다. 혈전은 뇌졸중과 다리 혈액 순환 장애의 원인이다. 심각한 경우 혈전이 폐로 유입돼 폐색전증이 발생한다. 이 경우, 빨리 치료하지 않으면 사망할 수도 있다.

동맥에 퇴적물이 축적되어 발생하는 심장 질환을 예방하기 위해서는 혈액 내 산성을 줄이는 것이 중요하다. 혈액 내 산성 물질로는 인슐린, 당, 호모시스테인, 젖산, 요산, 퓨린, 빌리루빈, 코티솔 등이 있으며 스트레스 호르몬, 아드레날린 또한 산성화를 부추기는 것으로 알려져 있다.

당뇨병은 대체로 심장 질환과 함께 혹은 그 직전 단계에 발병한다. 알코올, 당, 고과당 옥수수 시럽을 섭취하는 데 주의를 기울여야 한다.

당뇨 식이요법

당뇨 식이요법은 음의 특성(허약함, 피곤함, 추위)을 지닌 사람을 위해 고안됐다. 양의 특성(강함, 더위)을 보이는 경우라면 혈당의 균형을 잡는 데 도움이 될 것이다. 체질 및 당뇨 식이요법을 적용하는 방법에 따라 이 식단을 유지하는 기간이 결정된다. 혈당이 정상 범위를 회복하면 평생 식이요법으로 전환할 수 있다. 내가 여기서 제안하는 식품들은 혈당을 떨어뜨리는 효과가 있으니 주치의와 긴밀히 상의하면서 적용해볼 것을 권한다. 인슐린을 투여 중이라면 혈당을 잘 관찰하면서 의사의 지시에 따라 섭취량을 조정해야 한다.

지금부터 식이요법에 맞는 식품을 중요, 우수, 부적절, 회피 등의 범주로 구분한 후 다수의 식품을 나열할 것이다. 각자 취사선택하기를 바란다. 나열된 식품 목록에서 자신이 원하는 한 가지를 선택하고 일일 권장량 및 횟수를 지키는 것이 중요하다(각 범주의 기준은 9장을 참조하라). '중요'와 '우수'에 포함된 식품은 유기농이며, '회피'에 포함된 제품에는 GMO와 GMF가 함유됐다고 보면 된다.

이렇게 단순화한 이유는 사람마다 상태가 제각각이기 때문이

다. 지침서의 요약본에 지나지 않는다는 말이다. 'www.liveitlife styles.com'에서 보다 자세한 정보를 얻을 수 있다.

인슐린 저하 식품

- 생강, 계피, 정향, 껍질콩, 블루베리, 돼지감자.

- 코코넛 오일, 유기농 버터, 순수한 대구 간유를 매일 1~2큰 술 섭취한다.

- 하루에 2~4번 따뜻한 물 1/2컵에 신선한 생강즙 1작은술을 타서 마신다. 식사 전에 마시면 가장 좋다.

- 생강 주스를 만드는 최고의 방법은 신선한 생강을 그대로 이용하는 것이다. 곱게 간 신선한 생강 1큰술 정도를 면보에 싸서 꽉 짜면 1작은술 정도의 생강즙을 얻을 수 있다.

- 이런 음식을 섭취하면 인슐린의 필요성이 줄어든다. 인슐린을 과도하게 투여하지 않도록 정기적으로 직접 점검해보기 바란다.

발효 식품 및 프로바이오틱스

의견

- 프로바이오틱스(유산균) 2 캡슐을 하루 1~2회 복용하고, 호전되면 하루 1회로 줄인다. 식사하기 최소 30~45분 전에 복용하는 것이 가장 좋다.
- 믿을 만한 제조사의 프로바이오틱스는 활성 상태의 유산균 50억 CFU를 함유하고 있으며, 냉장 보관되어 판매된다.

오일, 정제 오일, 튀긴 음식

중요

- 오일   크릴 오일, 홍어 오일, 연어 오일, 대구 간유, 유기농 버터, 100퍼센트 목초로 사육한 동물성 지방.

우수

- 오일   코코넛 오일, 올리브 오일.

- 오일　　　　　곡물로 사육한 동물성 지방, 경화유, 쇼트
　　　　　　　　닝, 라드, 마가린, 베이컨 기름, 정제유. 특
　　　　　　　　히 카놀라유와 대두유는 피해야 한다.
- 튀김 음식　　　프렌치프라이, 어니언링 등 튀긴 음식, 견
　　　　　　　　과류, 옥수수 칩, 감자칩, 덴푸라, 프라이
　　　　　　　　드 치킨, 피시앤칩스. 햄버거, 핫도그, 프
　　　　　　　　레스 햄, 소시지, 베이컨 등 기름진 음식.

의견

- 하루에 2 ~ 4번 크릴 오일 350mg 2캡슐을 섭취하라.
- 오메가-3 오일은 100퍼센트 천연 버터 또는 생선 간유를 활
　용해 매일 적어도 2 ~ 6큰술 정도 섭취한다.

음료, 미네랄, 각성제, 알코올, 차

- 생강, 계피, 블루베리 등 허브차를 하루에 2~4컵 마신다.

중요

- 음료   미네랄 보충제를 첨가한 RO 정수가 가
              장 좋다.

우수

- 음료   물, 채소 주스, 허브차. 무카페인 허브는
              대부분 좋다.

- 허브차   루이보스, 갈퀴덩굴, 생강 뿌리, 민들레
              뿌리, 우엉 뿌리, 소리쟁이 뿌리, 에키네
              시아, 생강, 사르사.

- 주스   무가당 크랜베리, 블루베리, 체리.

회피

- 각성제   카페인, 커피, 녹차, 초콜릿, 코코아, 에너
              지 음료, 코카인, 암페타민.

- 알코올   맥주, 와인, 독주.

- 차 구아라나 마테, 블랙마운틴, 얼그레이 등
  홍차, 녹차.

의견

- 소변을 관찰하라. 온종일 과도하게 짙은 색 소변을 본다면 더 많은 수분을 섭취하고, 소변의 색이 맑으면 수분 섭취를 줄인다.
- 허브 차는 하루 2~4잔 정도가 좋다. 1/4작은술의 허브로 차를 1~2잔 만들 수 있다. 뜨거운 물에 허브를 넣은 뒤 뚜껑을 덮고 뿌리는 15분, 잎은 3분 동안 끓인다.
- 에키네시아, 감초, 황기, 민들레, 우엉 등 뿌리로 만든 차가 가장 좋다. 대부분의 무카페인 허브는 좋다.
- 소화를 돕기 위해 모든 음식을 잘 씹는 것이 중요하다.
- 미네랄 보충제를 하루 2~4회 10~15방울을 최소 120밀리리터의 액체 또는 수프에 타서 섭취한다.

과일, 채소, 당분, 설탕

- 채소   발효, 샐러드, 주스, 수프, 스튜, 볶음, 찜, 캐서롤(오븐에서 천천히 익혀 만드는 찜 요리) 또는 구운 형태의 채소를 하루 2~4회 섭취한다.

- 과일   모든 베리류, 특히 블루베리를 하루에 1/4~1/2컵 섭취한다.

중요

- 샐러드 채소   로메인, 적상추, 비브 상추, 루콜라, 어린 잎 채소 믹스.

- 짙은 녹색 채소   청경채, 민들레, 케일, 콜라드, 로메인, 양상추, 비트, 겨자, 근대, 시금치.

- 줄기채소   아스파라거스, 브로콜리, 셀러리, 리크 (커다란 부추같이 생긴 서양 채소—옮긴이), 껍질콩.

- 뿌리채소   당근, 민들레, 우엉, 양파, 파스닙, 루타베가, 순무, 무.

- 향신료   계피, 고수, 골파, 생강, 마늘, 오레가노, 백리향, 바질.

- 샐러드 드레싱　올리브 오일, 겨자, 레몬 및 라임 주스, 발사믹 및 사과사이다식초 등을 허브와 혼합한다.
- 소금　탁월한 품질의 바다 소금이 가장 좋다.
- 발효 식품　사워크라우트, 김치, 피클.

우수

- 짙은 녹색 채소　비트, 겨자, 근대, 시금치.
- 줄기채소　방울양배추, 콜리플라워, 양배추.
- 뿌리채소　비트.
- 소금　소량 사용하고 조리할 때 음식에 첨가하는 것이 가장 좋다.
- 콩 식품　미소된장, 다마리 간장, 템페, 낫토.
- 과일　자몽, 레몬, 라임, 모든 베리류, 체리.

부적절

- 곡물　옥수수.
- 설탕　스테비아.
- 천연 감미료　보리와 맥아 시럽은 나쁘지 않다.

회피

- 가짓과 채소   토마토, 감자, 가지, 고추.

- 모든 과일 및 주스   오렌지, 귤, 파인애플, 포도, 사과, 망고, 배, 복숭아, 살구, 자두, 말린 과일.

- 천연 감미료   사탕수수 원당, 대추야자, 꿀, 당밀, 아가베 시럽, 메이플 시럽.

- 음료   탄산음료(저당 및 일반), 천연 또는 일반 과일 주스, 스포츠 음료, 에너지 음료, 모든 알코올.

- 설탕   백설탕, 자당, 고과당 옥수수 시럽, 감미료.

- 인공 설탕   아스파탐, 인공감미료, 네오탐, 수크랄로스, 사카린.

- 당분   사탕, 쿠키, 케이크, 아이스크림, 과일 요구르트, 과일 롤업, 잼, 젤리, 푸딩.

의견

- 부비동염, 폐색, 가래 등이 없으면 날 음식과 채소즙을 섭취하는 것이 좋다.

- 특히 오트밀과 함께 조리한 블루베리를 하루 1/4~1/2컵 섭취한다. 블루베리를 곁들인 오트밀은 좋은 아침 식사 메뉴이며, 저녁 간식으로 활용할 수도 있다.
- 고과당 옥수수 시럽, 감미료가 함유된 소스류와 음료는 어떤 것이든 피해야 한다.

식물성 단백질과 동물성 단백질

- 식물성 단백질   하루 1~2회.
- 동물성 단백질   일주일에 4~6회, 120~240밀리리터의 동물성 단백질을 섭취한다(수프나 스튜 형태가 가장 좋다).

중요

- 식물성 단백질   녹두, 현미, 스피룰리나, 꿀벌 화분, 견과류, 씨앗.
- 동물성 단백질   목초로 사육한 쇠고기, 방목한 닭, 칠면조, 야생 육류, 계란.
- 생선   자연산 연어, 넙치.

우수

- 유제품   산양유 또는 양유 요구르트, 페타 치즈 같은 부드러운 화이트 치즈 등은 맛을 내기 위한 정도로 약간만 섭취한다.
- 동물성 단백질   돼지고기.
- 생선   참치, 상어, 농어, 청새치, 황새치, 창꼬치, 월아이.

부적절

- 멕시코 굴.

회피

- 동물성 단백질   닭장에서 사육한 닭, 양어장에서 기른 물고기, 옥수수를 먹인 동물, 대체로 정상적인 환경에서 사육되지 않은 동물.
- 유제품   100퍼센트 목초로 사육한 동물에게서 생산한 것을 제외한 모든 유제품.

- 생선을 정기적으로 먹는다면 수은을 해독하기 위해 고수 1/2 움큼을 함께 먹으면 좋다.

100퍼센트 통곡물, 정제 곡물, 간식용 식품, 효모 함유 식품

- 조리한 곡물, 시리얼, 캐서롤 등을 하루 1 ~ 3회 섭취한다.

중요

- 곡물   유기농 현미, 오트밀, 퀴노아, 스펠트, 기장, 보리, 메밀.

우수

- 곡물   밀, 호밀, 라이밀.

부적절

- 곡물   옥수수.

회피

- 곡물   GMO 콩과 옥수수. 유기농 통밀이라고 표시되지 않은 모든 밀가루 제품, 흰 밀가루, 무표백 밀가루,

빻아놓은 밀, 대부분의 빵, 파스타, 피자 크러스트, 프레첼, 시리얼, 크래커, 케이크, 도넛, 쿠키, 유기농이 아닌 옥수수 제품.

의견

- 캐서롤이나 곡물 조리 또는 시리얼에는 반드시 유기농 재료를 사용한다.
- 유기농 옥수수 제품만 먹는다. 모든 콩과 옥수수는 GMO다.
- 가래나 코막힘 증상이 없다면 빵을 먹어도 좋다.
- 코막힘 증상이 있는 경우 밀, 메밀, 호밀, 옥수수, 라이밀 등 밀가루 제품은 삼가야 한다.

소스, 향신료, 소금, 화학물질, 약물

중요

- 향신료   계피, 고수, 쪽파, 생강, 마늘, 오레가노, 백리향, 바질.
- 소금   아주 좋은 품질의 바다 소금.

우수

- 콩 식품 다마리 간장, 미소된장.

회피

- 소스 증류 식초, 케첩, 우스터소스, 중국 자두,
데리야키, 핫소스, 살사, 레드커리, 스파
게티 소스, 단맛과 신맛이 나는 드레싱
등을 포함한 대부분의 드레싱과 소스류.

- 약물 비스테로이드 항염증제(이부프로펜, 모트
린, 알레브, 애드빌, 타이레놀, 아스피린).

- 화학물질 내분비 교란 물질, 스테로이드, 항생제,
HRT, HGH 성장 호르몬, 방부제, 향미
제, MSG, 글루타민산염, 자가분해 효모,
카세인, 카세인염, 시판용 수프나 국물,
소스류.

- GMO 및 GMF 대두, 옥수수, 사탕무, 카놀라유, 면실유.
- 비타민 천연이든 합성이든 지용성 비타민 A와 E
는 피해야 한다.

- HVP 또는 TVP를 함유한 대부분의 소스류에는 MSG가 들어 있다.
- HRT, HGH 성장 호르몬, 스테로이드, 항생제 등이 가축에게 급여되어 고기나 우유에 함유되고 있다. 이들은 내분비 교란 물질, 즉 환경호르몬으로도 알려져 있으며 면역 체계에 매우 나쁜 영향을 미치고 과도한 세포 성장을 촉진한다.
- 건강 제품이라고 하는 대부분의 비타민과 알약은 화학물질일 뿐 당신에게 필요한 것이 아니다.
- 일반적으로 가래가 많은 사람에게 찐 음식은 부적절하다.

찬 음식과 매운 음식

회피

- 가짓과 채소   토마토, 감자, 가지, 고추.
- 소스   핫소스, 레드커리, 페퍼민트, 케첩, 스파게티 소스.

- 날 음식이나 찬 음식은 먹지 않는다. 하루 이상 지난 음식은 이미 곰팡이나 박테리아가 발생했을 가능성이 있으므로 먹지 않는 것이 좋다.

- 특히 밤에는 전자레인지를 사용하는 것을 피한다. 휴대폰이나 무선 전화기, 와이파이, 5G 통신, 스마트 미터, 블루 라이트 등도 피해야 한다.

- 운동, 일, 식사, 걱정, 생각, 늦은 시간까지 깨어 있기 등은 과도하지 않아야 한다.

- 외풍 있는 방을 피하고 한기를 느끼거나 발이 차가워지지 않도록 해야 한다. 춥다고 느껴지면 신발과 양말을 신어라.

- 한기를 방지하려면 잠자리에 들기 전에 머리카락을 잘 말려서 목이나 귀에 젖은 머리카락이 닿지 않도록 한다.

- 따뜻하고 건조한 상태를 유지한다. 햇빛과 운동은 필수다.

- 식품을 살 때는 반드시 성분을 확인한다. 무엇인지 알 수 없거나 발음하기조차 어려운 단어가 보인다면 십중팔구 그것은 몸에 좋지 않은 성분이다.

혈당 및 당뇨병에 대한 주요 정보

가공되지 않은 음식, 신선한 채소, 통곡물, 양질의 동물성 식품을 섭취하는 것부터 시작하라.

- 채소를 먹는 방법   양에 가까울수록 생식을 선택하고 음에 가까울수록 살짝 익혀서 먹는다.

기본적으로, 음식을 조리할 때는 질감이 충분히 남아 있을 정도까지만 익혀야 한다.

대체로 아래와 같은 비율의 식품으로 매일의 식단을 구성한다. 재료는 반드시 유기농으로 하고 GMO가 없어야 한다.

- 25~30퍼센트의 충분히 조리된 통곡물과 시리얼(가압 조리법이 가장 좋다).
- 35~40퍼센트의 채소(뿌리채소 15퍼센트, 줄기채소 20퍼센트, 잎채소 5퍼센트).
- 20~25퍼센트의 목초로 사육한 유기농 육류 및 유제품, 방목한 닭과 계란, GMO 사료를 먹이지 않은 동물(생선).
- 5~8퍼센트의 콩과 렌틸콩.

- 5~8퍼센트의 견과류와 씨앗.
- 3~5퍼센트의 발효 식품, 조미료, 향신료.

다음과 같은 음식을 규칙적으로 섭취하면 혈당 저하에 큰 도움이 된다. 기억해야 할 것은 인슐린 과다 투여를 방지하기 위해 정기적으로 혈당을 확인해야 한다는 것이다.

- 계피.
- 생강(신선한 생강즙은 가장 신속하게 혈당을 떨어뜨리는 식품이다).
- 정향.
- 돼지감자.
- 코코넛.
- 블루베리.
- 껍질콩.
- 메밀.
- 런드버그 단립종 유기농 현미와 모든 통곡물.
- 붉은 렌틸콩과 팥.
- 칡(소스를 걸쭉하게 만든다).
- 고마시오(분쇄한 구운 소금 80퍼센트와 고품질 바다 소금).

정기적으로 섭취하면 혈액 내 마그네슘 수치를 높이는 데 도움이
되는 식품은 다음과 같다.

- 최고의 식품 　　　켈프, 덜스, 모든 해초.
- 우수한 식품 　　　아몬드, 캐슈너트, 브라질너트, 개암, 참
  　　　　　　　　　깨, 땅콩, 코코넛, 호두, 아보카도.
- 아주 좋은 식품 　　채소, 콜라드, 케일, 비트, 시금치, 순무,
  　　　　　　　　　고수, 파슬리.
- 좋은 식품 　　　　통밀, 기장, 현미, 호밀, 렌틸콩.

개선해야 할 주요 생활방식

- 소변 색깔이 아주 연한 노란색이 되기에 충분한 정도로 수분
  을 섭취한다.
- 음식은 마실 수 있을 정도가 될 때까지 아주 잘 씹어야 한다.
- 탄수화물과 당분 흡수를 늦추기 위해 섬유질이 풍부한 식품
  을 먹는다.
- 발효 식품과 프로바이오틱스를 통해 매일 좋은 박테리아를
  섭취한다.

- GMO 무첨가 유기농 미소된장과 다마리 간장 또는 템페와 낫토를 제외하면 비록 유기농이라 할지라도 대두는 피해야 한다.

당뇨병에 관해 관찰한 것은?

20년 넘게 의사로서 일해온 사람으로서 단언컨대, 당뇨병은 식이 요법과 자신에 대한 사랑만으로도 쉽게 고칠 수 있는 질병 중 하나 다. 나는 환자를 진료할 때 그들이 피해야 할 음식이 어떤 것인지 먼저 알려준다. 그리고 누구나 이 세상에서 유일한 존재이며 인류 전체의 퍼즐을 구성하는 중요한 조각이라는 사실을 깨닫도록 도 와준다. 이 치유 과정에 진심으로 임한다면 놀라운 일이 일어날 것 이다.

다시 한번 강조하지만, 당신이 먹는 것이 바로 당신이다. 나는 당뇨 직전 단계, 즉 아직 혈당을 조절하기 위한 약물을 복용하지 않는 환자들도 많이 진료해봤다. 그들은 식습관을 바꾸자 곧 혈당 이 떨어지는 것을 직접 경험했다. 혈당 수치가 300~400이었지 만 상태가 호전되어 식이요법으로 조절 가능한 당뇨병 환자로 변 화했다는 것이다.

결론

당신이 현재 겪고 있는 당뇨병이라는 위기에 대처할 새로운 마법의 알약은 언제나 존재할 것이다. 그런데 한 가지만 묻겠다. 혈당을 유지하기 위해 매일 약을 먹는 환자들이 여전히 많다. 그런데 왜 아직까지 치료제를 찾지 못했을까? 대답은 매우 간단하다. 돈의 흐름을 쫓아가면 그 답을 알 수 있다.

해결책은 매우 명확하다. 치료법은 바로 당신에게 있다. 양쪽 귀 사이에 있는 입에서부터 시작하면 된다. "신이 두 개의 귀와 한 개의 입을 주신 데는 그만한 이유가 있다. 그러니 그에 비례하여 사용하라." 생활방식과 감정을 기꺼이 바꿀 의향이 있는가, 아니면 당신의 허리둘레에 닥쳐온 현재의 위기를 계속 지켜볼 것인가? 지금 당신의 눈앞에 제시된 방법에 귀를 기울일 것인가, 아니면 더 많은 질문을 던지기 시작할 것인가? 선택은 당신의 몫이다.

실제로, 이 간단한 식이요법을 엄격하게 적용하기만 하면 혈당 수치가 떨어지기까지 그리 오랜 시간이 걸리지 않는다. 혈당이 떨어지기 시작하면 손발이 저리는 느낌, 작열감 등 신경병 증상도 줄어들기 시작할 것이다.

내 목표는 언제나 그렇듯, 내가 진료하는 모든 당뇨병 환자들이

식이조절을 해서 즐거운 삶을 영위하게 되는 것이다. 그 목표가 달성됐다면 그다음은 무엇일까? 바로 다음 장에서 소개할 자연스러운 생활방식, 즉 평생 식이요법이다.

CHAPTER 11

성배는 곧 성스러운 석쇠

평생 식이요법을 통한 자연스러운 생활방식

우리는 살면서 나름의 성배를 찾는데 대부분의 시간을 보낸다. 하지만 요리할 때 사용하는 석쇠만 한 성배는 없는 것 같다. 언제 무엇을 요리해 먹느냐가 관건이라는 뜻이다. '성스러운 석쇠'는 우리 집 부엌에서도, 뒷마당에서도, 심지어 외식 장소인 식당에서도 찾을 수 있다.

인생의 가장 큰 비극은 사람의 인생을 바꾸려면 비극이 필요하다는 것이다! 주옥같은 지혜의 말씀이 있다. "어떻게 먹느냐는 결국 어떻게 사느냐로 직결된다!" 생각해보라. 막다른 지경 dead ends, 마감 시한 deadlines 등 우리가 사용하는 언어는 죽음과 연관된 것들이 많다! 그보다는 살아가는 것과 연관된 것을 찾아내고 그것을 생활방식에 적용해보는 것은 어떨까? 어떤 경우에는 죽음에 대한 걱정으로 평생을 허비하느라 정작 살아가는 것을 망각하기도 하니까 말이다.

앞서 9장과 10장에서는 손상된 면역 체계와 당뇨병을 위한 식이요법에 대해 설명했다. 이 장에서는 평생 식이요법을 소개할 것이다. 나는 이것을 "자연스러운 생활방식"이라고 부르길 좋아한다. 부디 끝까지 읽어내고 오늘 당장 실천할 수 있는 것을 선택하되 방대한 분량에 압도당하지 않기를 당부한다. 앞으로 3~6개월 후면 남은 일생을 위한 경로를 정립할 수 있을 것이기에 하는 말이다.

나의 세계관으로 들어온 것을 환영한다. 내가 생활방식을 통해 일상의 삶 속에서 발견했던 것처럼, 당신도 그 아름다움을 찾기 바란다.

건강과 장수를 위한 평생 식이요법

평생 식이요법은 일상생활에 자연스럽게 적용할 수 있도록 설계됐다. 헷갈리지 않게 식이요법이라고 부르기로 하자. 음양 평형저울의 마이너스 3에서 플러스 3 사이에 속하는 사람은 평생 식이요법을 따르는 게 좋다. 면역 체계가 건강한 삶의 방식을 유지하는 데 상당한 도움이 될 범위이기 때문이다. 건강한 은퇴 계획을 세우고 있다면 평생 식이요법이 그 핵심이라고 할 수 있다. 평생 식이요법을 따르다가 만약 곁길로 빠졌더라도 괜찮다. 며칠 동안 면역 식이요법으로 돌아갔다가 다시 평생 식이요법으로 돌아오면 된다. 자신의 혈액형을 알면 어떤 육류를 먹어야 할지 선택하는데 도움을 된다는 점도 말해두고 싶다.

지금부터 식이요법에 맞는 식품을 중요, 우수, 부적절, 회피 등의 범주로 구분한 후 다수의 식품을 나열할 것이니 취사선택하기 바란다. 나열된 식품 목록에서 자신이 원하는 한 가지를 선택하고 일일 권장량 및 횟수를 지키는 것이 중요하다(각 범주의 기준은 9장을 참고하라). '중요'와 '우수'에 포함된 식품은 유기농이며, '회피'에 포함된 제품에는 GMO와 GMF가 함유됐다고 보면 된다.

이렇게 단순화한 이유는 사람마다 현재 상태가 제각각이기 때문이다. 지침서의 요약본에 지나지 않는다는 말이다. 'www.liveit lifestyles.com'에서 보다 자세한 정보를 얻을 수 있다.

음료, 미네랄, 각성제, 알코올, 차

중요

- 물   RO 정수.
- 미네랄 보충제   10~15방울을 RO 정수, 수프, 기타 음료에 섞어 섭취한다.
- 주스   당근, 블루베리, 체리, 무가당 크랜베리.

우수

- 허브 뿌리 차   루이보스, 생강.
- 허브 잎 차   라즈베리, 루이보스, 갈퀴덩굴, 카모마일, 우엉, 소리쟁이, 민들레, 에키네시아, 인삼.

회피

- 각성제   카페인, 커피, 홍차 및 녹차, 초콜릿, 코코아, 콜라, 에너지 음료, 코카인, 암페타민.
- 알코올   맥주, 와인, 주류.
- 차   구아라나 마테, 블랙마운틴, 홍차.

- 당근 주스 1/3컵과 RO 정수 1/3컵, 기타 채소즙 1/3컵을 섞는다. 단, 기운이 넘친다고 느낄 때만 하루에 1리터를 마신다.
- 신체와 세포에 수분이 적절한 상태를 유지하라. 소변이 약간 색을 띠는 상태가 가장 좋다.
- 소변을 관찰하라. 온종일 과도하게 짙은 색 소변을 본다면 더 많은 수분을 섭취하고 소변의 색이 맑으면 수분 섭취를 줄인다.
- 허브 차는 하루 2~4잔 정도가 좋다. 1/4작은술의 허브로 차를 1~2잔 만들 수 있다. 뜨거운 물에 허브를 넣은 뒤 뚜껑을 덮고 뿌리는 15분, 잎은 3분 동안 끓인다.

발효 식품과 프로바이오틱스

중요

- 발효 식품   사워크라우트, 요구르트, 캐피어, 미소된장.
- 해조류   미역, 덜스, 켈프, 다시마, 김, 톳, 한천, 대황, 블래더랙, 아일랜드 이끼, 꼬시래기, 모즈쿠.

우수

- 프로바이오틱스   유산균.
- 발효 식품   미소된장, 템페, 낫토 같은 유기농 콩 식품.

회피

- 콩 식품   두유, 콩기름, 콩가루 및 콩빵, 에다마메, 두부.

의견

- 하루에 2 ~ 4번 유산균(프로바이오틱스) 2 캡슐을 섭취하라. 상태가 호전되면 하루에 1번으로 줄인다.
- 유산균 · 프로바이오틱스는 식사하기 최소 30 ~ 45분 전에 복용하는 것이 가장 좋다. 그래야만 위산이 분비되기 전에 위장에서 빠져나갈 수 있기 때문이다.
- 믿을 만한 제조사의 프로바이오틱스 제품은 활성 상태의 균 50억 CFU를 함유하며, 냉장 보관되어 판매된다.

오일, 정제 오일, 튀긴 음식

중요

- 오일   크릴 오일, 오메가-3 오일, 홍어 오일, 연어 오일, 대구 간유, 유기농 버터.

우수

- 오일   올리브 오일, 코코넛 오일.

회피

- 오일   카놀라유, 대두유, 참깨, 홍화 등의 정제유, 경화유 및 가열유, 쇼트닝, 라드, 올레오, 마가린, 어유, 오메가-6 및 오메가-9 오일, 아마 오일, 아보카도 오일.
- 비타민   비타민 A, D, E, F 같은 모든 지용성 비타민.
- 튀긴 음식   프렌치프라이, 어니언링, 견과류, 옥수수칩, 감자칩, 덴푸라, 프라이드 치킨, 피시 앤칩스, 햄버거, 핫도그, 프레스 햄, 소시

지, 베이컨, 버터 등 기름진 음식.

의견

- 하루에 2번 크릴 오일 350mg 캡슐 1 ~ 2개를 섭취하라.
- 오메가-3 오일은 100퍼센트 천연 버터 또는 생선 간유를 활용해 매일 적어도 1 ~ 2큰술 정도 섭취한다.

과일, 채소, 사탕, 설탕

- 발효, 샐러드, 주스, 수프, 스튜, 볶음, 찜, 캐서롤 또는 구운 형태의 채소를 하루 2 ~ 4회 섭취한다.
- 과일 및 베리류를 하루 1/4 ~ 1/2컵 섭취한다.
- 120 ~ 180밀리리터의 식물성 단백질을 하루 1 ~ 3회 정도 섭취한다.

중요

- 짙은 녹색 채소   청경채, 민들레, 케일, 콜라드, 해초, 비트, 겨자, 근대, 시금치.
- 줄기채소   브로콜리, 샐러리, 리크, 아스파라거스, 껍질콩.

- 뿌리 채소   당근, 민들레, 우엉, 양파, 파스닙, 루타베가, 순무, 무.

- 샐러드 채소   로메인, 적상추, 비브 상추, 루콜라, 어린잎 채소 믹스 등.

- 향신료   계피, 고수, 쪽파, 생강, 마늘, 오레가노, 백리향, 바질, 강황.

- 샐러드 드레싱   겨자, 레몬 및 라임 주스, 발사믹 식초, 사과사이다식초 등을 허브와 혼합한다.

- 콩 식품   다마리 간장, 미소된장.

- 소금   탁월한 품질의 바다 소금이 가장 좋다.

- 발효 식품   사워크라우트, 김치, 피클.

- 해조류   미역, 덜스, 켈프, 다시마, 김, 톳, 한천, 파래, 꼬시래기, 모즈쿠.

- 베리류

- 식물성 단백질   견과류, 씨앗, 스피룰리나, 꿀벌 화분.

- 짙은 녹색 채소   비트, 겨자, 근대, 시금치.
- 줄기채소   방울양배추, 콜리플라워, 양배추.
- 뿌리채소   비트.
- 향신료   카레.
- 발효   미소된장, 다마리 간장, 템페, 낫토.
- 과일   핵과류, 사과, 감귤류, 키위, 석류, 수박, 바나나, 아보카도, 토마토같이 단맛이 없는 유기농 과일.
- 식물성 단백질   콩, 콩류, 렌틸콩, 완두콩, 템페, 낫토.

회피

- 줄기   사탕옥수수(십중팔구 GMO다!).
- 식물성 단백질   대두, 에다마메를 포함한 모든 GMO 식물성 단백질.

의견

- 오트밀과 함께 조리한 블루베리를 하루 1/4 ~ 1/2컵 섭취한다. 블루베리를 곁들인 오트밀은 좋은 아침 식사 메뉴이며,

---

저녁 간식으로 활용할 수도 있다.

- 가래, 부비동염 또는 폐색 등의 증상이 없는 경우에만 날 음식과 채소즙을 섭취한다.

동물성 단백질

- 일주일에 4~7회 120~180밀리리터를 섭취한다. 혈액형에 따라 어떤 종류의 동물성 단백질을 섭취할 것인지 결정한다.

중요

- 동물성 단백질   방목한 닭고기, 야생 어류, 칠면조 고기, 기름기 없는 쇠고기, 양고기, 돼지고기, 야생 육류, 달걀·유제품, 100퍼센트 목초로 사육한 동물의 우유로 만든 유제품.
- 생선   자연산 생선, 연어.

우수

- 생선   자연산 생선, 참치, 상어, 농어, 청새치, 넙치, 황새치, 창꼬치, 월아이, 새우.

회피

- 생선   양어장에서 키운 생선.
- 동물성 단백질   GMO 곡물로 사육한 쇠고기, 닭장에서 사육된 닭고기.
- GMO 유제품   우유, 치즈, 크림, 사워크림, 아이스크림, 캐피어, 요구르트.

의견

- 고수와 발효 채소는 생선에서 발견되는 수은을 해독해준다.
- 동물성 식품은 굽기, 캐서롤, 수프와 스튜 등의 방법으로 조리해 섭취하거나 소스, 그레이비의 향료로 사용하는 것이 가장 좋다.

100퍼센트 통곡물, 정제 곡물, 간식용 식품, 효모 함유 식품

- 조리된 곡물, 시리얼, 찜 등을 하루 1~3회 섭취한다.

중요

- 곡물 　　　　　유기농 현미, 오트밀, 퀴노아, 스펠트.

우수

- 곡물 　　　　　유기농 기장, 보리, 메밀, 호밀, 구운 빵.

열악

- 곡물 　　　　　옥수수, 라이밀, 감자. 100퍼센트 통밀 파스타, 구운 빵.
- 가짓과 채소 　　토마토, 감자, 가지, 고추.

회피

- 유기농 라벨이 없는 GMO 　대두, 옥수수 및 모든 옥수수 제품.
- 정제 곡물 　　　흰 밀가루, 표백하지 않은 밀 가루, 갈라진 밀, 대부분의 빵,

	파스타, 피자 크러스트, 프레첼, 시리얼, 크래커.
● 100퍼센트 통곡물	통밀이라고 표시되지 않은 모든 밀가루 제품.
● 간식용 식품	케이크, 도넛, 쿠키.
● 효모 함유 식품	제빵 및 양조장에서 사용하는 효모 및 자가분해 효모.

의견

- 캐서롤이나 곡물 조리 또는 시리얼에는 반드시 유기농 재료를 사용한다.
- 유기농 옥수수 제품만 먹는다. 모든 콩과 옥수수는 GMO다.
- 코막힘 증상이 있는 경우 밀, 메밀, 호밀, 옥수수, 라이밀 등 밀가루 제품을 삼가야 한다.
- 가래나 코막힘 증상이 없다면 빵을 먹어도 좋다.

소스, 화학물질, 약물

회피

- 소스 — 증류 식초, 케첩, 우스터소스, 중국 자두, 데리야키, 단맛과 신맛이 나는 드레싱, 핫소스, 살사, 레드커리, 스파게티 소스 등을 포함한 대부분의 드레싱과 소스류.

- 약물 — 모든 일반 의약품, 특히 비스테로이드 항염증제(이부프로펜, 모트린, 알레브, 애드빌, 타이레놀, 아스피린).

- 화학물질 — 내분비 교란 물질, 스테로이드, 항생제, HRT, HGH 성장 호르몬, 방부제, 향미제, MSG, 글루타민산염, 자가분해 효모, 카세인, 카세인염, 시판용 수프나 국물, 소스류.

- GMO 및 GMF — 대두, 옥수수, 사탕무, 카놀라유, 면실유.

- HVP 또는 TVP를 함유한 대부분의 소스류에는 MSG가 들어 있다.
- HRT, HGH 성장 호르몬, 스테로이드, 항생제 등이 가축에게 급여되어 고기나 우유에 함유되고 있다. 이들은 내분비 교란 물질, 즉 환경호르몬으로 알려져 있으며 면역 체계에 매우 나쁜 영향을 미치고 과도한 세포 성장을 촉진한다.
- 건강 제품이라고 하는 대부분의 비타민과 알약은 화학물질일 뿐, 당신에게 필요한 것이 아니다.
- 일반적으로 가래가 많은 사람에게 찐 음식은 부적절하다.

콩 식품

우수

- 콩 식품   미소된장, 다마리 간장, 템페, 낫토.

회피

- 그 외의 모든 콩 식품   두유, 콩기름, 콩가루 및 빵, 에다마메.

- 가래 증상이 있다면 날 음식이나 샐러드, 차가운 음료는 적절하지 않다.

- 날 음식이나 찬 음식은 먹지 않는다. 하루 이상 지난 음식은 이미 곰팡이나 박테리아가 발생했을 가능성이 있으므로 먹지 않는 것이 좋다.

- 특히 밤에는 전자레인지를 사용하는 것을 피한다. 휴대폰이나 무선 전화기, 와이파이, 5G 통신, 스마트 미터, 블루 라이트 등도 피해야 한다.

- 운동, 일, 식사, 걱정, 생각, 늦은 시간까지 깨어 있기 등은 과도하지 않아야 한다.

- 외풍 있는 방을 피하고 한기를 느끼거나 발이 차가워지지 않도록 한다. 춥다고 느껴지면 신발과 양말을 신어라.

- 한기를 방지하려면 잠자리에 들기 전에 머리카락을 잘 말려 목이나 귀에 젖은 머리카락이 닿지 않도록 한다.

- 따뜻하고 건조한 상태를 유지한다. 햇빛과 운동은 필수다.

- 식품을 살 때는 반드시 성분을 확인한다. 무엇인지 알 수 없거나 발음하기조차 어려운 단어가 보인다면 십중팔구 그것은 몸에 좋지 않은 성분이다.

운동

운동을 시작하는 첫 번째 주에는 하루에 두 번, 경사가 없는 평평한 땅에서 15분 동안 걷기 운동을 한다. 이후 45분이 될 때까지 매주 5분씩 운동량을 늘려 나간다. 인공적인 장애물이 없는 공원이 걷기 운동을 위한 최적의 장소다. 눈앞에 장애물이 보이면 그것을 분석하게 될 것이기 때문이다. 우리 몸은 자연적인 환경에서 더 편안해진다.

최고의 운동   걷기, 하이킹, 스트레칭, 댄스, 수영(배영), 요가와 태극권은 장수에 가장 좋다.

운동은 매일 해야 한다. 단, 적당한 시간을 지켜 다음 날 아프거나 지치지 않도록 한다. 일관성을 유지하며 서서히 강도를 올린다. 하루에 20분씩 운동하고, 건강이 점점 나아지면 하루에 최대 한 시간까지 늘려도 좋다. 시간이 경과함에 따라 신체의 움직임과 힘이 증진될 것이다.

결론

평생 식이요법은 균형 상태로, 당신이 도달하고자 하는 바로 그곳이다. 흙탕물이 없는 양동이와 같다. 뜨거움과 차가움, 나약함과 강함 같은 음양의 원리를 이해하고 다섯 가지 요소를 적용하며 자신의 혈액형과 현재의 태도에 대해 깨우친다면 이런 생활방식을 완벽히 이해할 수 있을 것이다. '건강한 아빠'가 말했듯, 평생 식이요법은 일상적인 건강한 식습관을 확립하는 기준이다.

1. 즐거운 몸의 움직임은 신체 건강의 핵심이다.
2. 땅과 접촉하는 활동은 에너지 건강의 핵심이다.
3. 사랑은 진정한 면역의 핵심이다.

생활방식은 약으로 고칠 수 없다

내 조언에 따르다 보면 시간이 지남에 따라 더욱 건강한 식품을 먹게 될 것이다. 부디 시간을 내서 제공된 정보를 탐독하기 바란다. 그러면 무엇이 당신의 건강을 증진시킬 수 있는지 터득하게 될 것이다. 앞으로 몇 개월 동안 식생활을 개선하기 위해 노력하다 보면 1년 안에 큰 어려움 없이 훨씬 더 건강한 식습관으로 전환할 수 있을 것이다. 매달 이 정보를 다시 읽으면 어렵지 않은 개선 방법을 더욱 깊이 알게 될 것이다. 다시 말하지만, 잘못된 생활 습관을 고쳐주는 치료약은 없다. 생물학적 균형을 유지하기 위해서는 자연 식단과 운동, 휴식이 필요하다. 자연 요법이든 화학적 약물 요법이든 간에 신체의 균형을 유지하기 위한 단계를 밟아 나가지 않으면 건강을 얻을 수 없다.

일반적으로 식품이란 화학적 첨가물이나 인위적 가공이 가해지지 않은 자연 그대로의 것이어야 한다. 식품의 단순한 자연적 균형에 변화를 준 것은 몸에 좋지 않다는 얘기다. 정제하거나 보존 처리한 식품, GMO나 GMF, 그리고 화학물질이 첨가된 식품은 피해야 한다. 패스트푸드와 간식용 식품은 신체가 쉽게 소화할 수 있도록 만들고 중요한 필수 영양소를 제거해버리는 처리 과정을 거치게 마련이다. 자연이 키운 방식 그대로인 단순하고 자연스러운 음식을 고수한다면 개별 영양소에 대해 생각할 필요가 없어질 것이다. 단언컨대, 균형을 이룬 자연 상태에서는 질병도 없다! 삶의 균형을 이루기 위해 오늘 당장 실천할 수 있는 일이 있는가?

CHAPTER 12

시간은 흘러가기 마련이잖아. 당신은 어디로 흘러갈까?

대학 시절, 생물학 강의실 남쪽 벽에 시계가 걸려 있었다. 휴대전화도 손목시계도 없었던 나는 오른쪽 어깨 너머로 시간을 확인하기 위해 강의실 가장 왼쪽에 앉곤 했다. 당시 나에게는 다음 수업에 지각하지 않기 위해 의존할 수 있는 수단이 그 벽시계뿐이었다. 그 아래에는 이런 글귀가 적혀 있었다. '시간은 흘러가기 마련이잖아. 당신은 어디로 흘러갈까?' 강의에 집중하지 못하고 그것만 쳐다보게 될 정도로 나에게는 심히 거슬리는 글귀였다. 마치 출근길에 들었던 노래가 온종일 머릿속에서 떠나지 않는 것처럼 말이다. 벽에 붙어 있던 그 글귀를 통해 내가 깨달은 몇 가지 원칙이 있다.

첫째, 인생에는 목표와 야망을 향한 경로를 벗어나게 만드는 방해물이 있게 마련이다. 현재 내 앞에 주어진 것, 특히 현재 먹고 있는 음식에 관해서는 눈앞에 있는 것에 주의를 기울이는 것이 중요하다. 지금 무엇을 먹고 있는지, 면역 체계를 보호해줄 식품이 무엇인지 깨닫는다면 건강한 식습관으로 인한 스트레스에서 벗어날 수 있다.

둘째, 두려움이라는 감정은 신장 기, 즉 타고난 기를 훼손한다. 불행히도 우리는 너무 많은 두려움을 가지고 있다. 일어나지 않은 일에 대한 막연한 생각을 되도록 멀리해서 신장과 타고난 기를 보호해야 한다. 개인적으로 나는 매년 나타났다가 사라지는 감기나 바이러스 따위로 인해 스트레스를 느끼지 않는다. 건강한 식습관을 유지하는 한 염려할 것이 없기 때문이다.

지식은 곧 자유로움이다. 아담과 하와가 에덴동산에 살았던 성경 시대 초기에 그들은 생명의 나무를 선악과라 불렀다. 지식을 얻기 위해 아담과 하와가 해야 할 일은 나무 열매를 먹는 것이 전부였다. 얼마나 멋진 일인가? 먹기만 하면 지식을 얻게 된다니 말이다. 이보다 더 좋을 순 없다! 단, 고품질 음식이어야 한다. GMO가 아니어야 하고 농약 성분이나 화학물질이 없어야 한다는 말이다.

우리는 누구나 각자의 몸 안에 생명의 나무를 가지고 있다. 우리가 먹고 마시고 호흡하는 음식, 물, 공기의 질이 좋을수록 더 많은 자유와 지식을 얻을 수 있다. 앞서 6장에서 송과선에 대해 언급한 바 있다. 그럴 만한 이유가 있었다. 음식과 물, 심지어 숨 쉬는 공기에 들어 있는 화학물질로부터 스스로를 지킬 수 있다면 이 미개척 지식을 얻게 될 것이다. 누구나 이런 지식을 얻을 수 있다. 우리 모두에게 주어진다는 말이다. 고도의 근원으로부터 온 경험적 지식이지 않나.

코로나보다 병원 때문에 죽은 사람이 더 많다

2013년 10월 23일 워싱턴 D.C.에서 발표된 〈립프로그 병원 안전 등급Leapfrog Hospital Safety Grade〉이라는 제목의 기사에 의하면 미국 내 주요 사망 원인 중 세 번째가 병원이었다. 새로운 연구조사에 따르면, 예방할 수 있었던 병원의 실수로 인해 해마다 최대 44만 명의 미국인이 사망하는 것으로 추정됐다. 기사에서는 "예방할 수 있는 의료 과실로 인해 매년 목숨을 잃는 사람의 수가 마이애미의 인구와 맞먹는다"라고 지적했다. 그렇다면 매년 수천 명의 목숨을 앗아가는 심장 질환과 당뇨병은? 내가 지적하고 싶은 점은 이것들 또한 예방할 수 있다는 사실이다.

2020년 코로나19 팬데믹이 닥친 이후, 2020년 12월 31일 현재

전 세계 국가별 사망자 수가 코로나바이러스 웹사이트에 기록됐다.

국가	사망자 수
미국	34만 2634명
브라질	19만 3875명
인도	14만 8738명
멕시코	12만 4897명
영국	7만 2657명
러시아	5만 6271명
캐나다	1만 5523명
중국	4634명
호주	909명

요컨대, 2013년 미국에서 발생한 의료 과실에 의한 사망 44만 건
은 코로나 사태에 따른 그 어떤 국가의 사망자 수보다도 많다. 그
럼에도 불구하고 막을 수 있었던 죽음에 대한 대중의 인식은 매
우 저조하다. 2013년 병원의 실수로 사망한 사람 중 애초에 병원
을 찾을 이유가 없었더라면 여전히 살아 있을 사람은 몇 명이나
될까?

우리 몸을 코로나19 같은 바이러스나 질병에 더 취약하게 만드는 가장 큰 문제는 혈액의 산성도와 허약한 면역 체계라는 것이 내 생각이다. 생활방식이 균형을 이루면 질병은 없다. 이 책이 단 한 사람만이라도 자신의 건강과 현재의 생활방식을 돌아보고 보다 예방적인 생활방식으로 전환하도록 만들 수 있다면 책의 집필과 출판에 들인 시간과 돈은 충분히 가치 있을 것이다!

'건강한 아빠'와 교류한 이후 삶에 대한 나의 접근 방식은 건강을 유지하기 위한 오래가지 못하는 식이요법이 아니라 '자연스러운 생활방식'을 통한 예방에 중점을 두고 있다.

내 몸이 하는 말을 경청하지 않으면?

안타깝게도 경험은 최고의 스승이다. 때때로 경험은 고통스럽기도 하지만 보상을 주기도 하며 삶에 대한 이전과 다른 관점을 제공한다. 고통스러웠지만 수많은 질문 끝에 결국엔 나의 '건강한 아빠'를 찾아내도록 이끌어준 내 삶의 경험 중 하나를 공유하고자 한다.

앞서 1장에서 의학대학원에 재학하던 중 경험한 일화를 간략히 언급한 바 있다. 지금부터 그것에 대해 좀 더 자세히 설명할 것이다. 일부 반복되는 부분이 있을 테지만, 그때의 경험을 통해 내가 느낀 바는 삶의 경험이 가장 큰 스승이라는 관점에서 매우 중요한 의미를 갖는다. 삶의 고통스러운 경험을 이해하고 그로부터 배움을 얻으려고 노력하는 대신 그냥 무시해버린다면 보다 높은 깨달음을 얻을 수 있는 기회를 놓쳐버리는 것이나 마찬가지다. 바라건대, 각자 되짚어봐야 할 몇몇 삶의 경험을 반추해보면 좋겠다. 그것은 형벌이 아니라 가르침의 순간이기에 하는 말이다.

　의학대학원 시절, 나는 제대로 먹지 않아 생겨난 신장 결석으로 인해 고통받았다. 신장 결석은 모양과 크기가 제각각이다. 당시 내 몸에 생긴 결석은 크기는 작지만 돌기가 나 있는 모양이었다. 1994년 가을, 결국 응급실에 실려 가야만 했던 첫 번째 발병 이후 나는 신장 전문의를 만나기 위해 샌프란시스코로 향했다. 전문의는 결석이 빠져나갔는지 확인하기 위해 신장 검사를 했다. 신장 결석 환자를 진료하는 일반적인 절차가 그랬다. 조영제를 주입한 다음 엑스레이 촬영을 한다. 결석이 여전히 몸 안에 남아 있으면 엑스레이상에서 밝게 빛난다. 검사가 진행됐고 모든 것이 순조로웠다. 결과는 남아 있는 결석이 없다는 청신호였다. 하지만 내가 어떤 음식을 먹고 마셔야 하는지 또는 피해야 할 음식은 어떤 것인지에 대한 지시 사항은 알려주지 않았다. 다만, 물을 많이 마시라는 말이 전부였다. 그래서 나는 예전의 식습관으로 되돌아갔다. 생존을 위해 먹던 그때로 말이다. 다들 첫 번째 경험을 통해 배운 게 있을 것이라 짐작할 것이다. 그러나 불행히도 내가 또 다른 신장 결석으로 발작을 일으키기까지는 그리 오랜 시간이 걸리지 않았다.

1995년 초봄, 동생의 결혼식에 참석하기 위해 잠시 고향을 방문했을 때였다. 오른쪽 옆구리에 다시 통증이 찾아왔다. 나는 '병든 아빠'가 추천한 동네 의원에서 진찰을 받았다. 실제로 내가 의학을 공부한 계기가 되어주었던 가족 주치의는 나에게 몇몇 가지 검사를 받게 했다. 결석이 신장에 달라붙어 있는지 확인하기 위한 일련의 절차를 다시 거쳐야 했다는 말이다.

정맥주사 선의 위치를 잡은 다음 조영제가 내 몸속으로 주입됐다. 이번에는 그전과 달랐다. 지독한 맛이 즉각적으로 내 미각을 자극했다. 첫 번째 신장 엑스레이 촬영을 위해 자리를 비웠던 검사실의 의료진은 뭔가 잘못됐음을 직감했는지 금방 돌아와서 내 상태를 확인했다. 신속한 판단 덕분에 그 사람은 내가 본격적인 아나필락시스 반응에 빠지는 것을 볼 수 있었다. 나는 숨을 쉴 수 없었다. 아나필락시스 반응을 경험해본 사람이라면 그것이 단순한 천식 발작과는 비교할 수조차 없을 만큼 고통스럽고 심각한 상황이라는 것을 알 것이다.

———

병원 응급 의료진이 호출됐다. 가족 주치의와 방사선과 전문의를 포함해 동원 가능한 모든 의료진이 달려들어 나를 살려내기 위해 매달렸다. 200을 넘어가는 심박 수를 진정시키기 위해 내 몸속으로 약물을 주입하기 시작했다. 나는 여전히 숨을 들이쉬기 위해 안간힘을 썼다. 혈압은 급격히 떨어졌다. 혈압이 떨어지자 내 몸은 자가호흡을 하기 위한 고군분투를 멈춰버렸다. 그렇게 나는 이제껏 경험한 적 없는 가장 평화롭고 아름다운 장소로 들어갔다.

주변을 밝히는 환한 불빛이 너무나 쾌적했다. 지금도 그때의 경험을 회상하며 그림으로 표현하고 싶지만, 그 찬란하고 환한 빛을 표현할 수 있는 색깔을 찾지 못하고 있다. 내가 경험한 그곳은 이 세상에 존재하지 않는 곳이었다. 근심도 두려움도 분노도 슬픔도 존재하지 않았다. 나는 아무것도 하지 않아도 됐다. 완전히 평화로운 그곳에 계속 머물고 싶기만 했다. 여전히 주변 상황이 보이기도 하고 들을 수도 있었지만, 말을 할 수는 없었다. 의식도 있었다. 불현듯 결혼식에 꼭 참석하겠다고 동생과 약속한 게 떠올랐다. 그 순간, 상황은 급변했다. 나는 떠나고 싶지 않았던 그 아름다운 장소를 뒤로 하고 숨을 쉬기 위해 안간힘을 써야 하는 이곳으로 다시 돌아왔다. 동생과의 약속을 지키기 위해서 말이다.

나중에 의사의 진료 보고서를 보고 나서야 의료진이 나를 소생

시키기 위해 세 시간 동안 사력을 다했다는 것을 알게 됐다. 나에게는 불과 몇 분에 지나지 않는 것 같은 시간이었다. 그 시간 동안 병원 관계자들은 아버지에게 연락을 취하라는 통보를 받았다. 아버지는 유선전화만 사용했기에 아버지에게 연락할 유일한 방법은 지역 화재 경보 연락망뿐이었다. 화재에 관한 간략한 설명과 함께 메시지를 전달하기 위한 수단이었지만, 그때 전해진 메시지는 화재 경보가 아니었다. 빨리 병원으로 오라는 메시지를 아버지에게 전달하기 위해 소방관이었던 삼촌에게 메시지를 보냈다. 나중에 알게 됐지만, 또 한 명의 아들을 땅에 묻어야 할지도 모를 사태가 벌어진 것을 알지 못했던 아버지는 먼저 집으로 가서 씻고 깨끗한 옷으로 갈아입은 다음에야 병원으로 향했다. 나 또한 두 살배기 딸아이가 맹독성 바크전갈에게 물려 응급실로 실려 갔다는 소식을 전화로 통보받은 일이 있다. 유사한 경험인 만큼 그때 아버지가 어떤 심정이었을지 충분히 상상할 수 있다.

전환점

떠나고 싶지 않았던 장소에 머물던 그때 떠오른 한 가지 생각은 결혼식에 참석하겠다고 했던 동생과의 약속이었다. 그곳에 머물고 싶다는 욕구가 이제는 이렇게 전환된 것이다. '내가 한 약속을 지킬 수 있도록 한 번만 더 숨을 들이마실 수 있을까?' 그 단 한 번의 호흡이 나에게 허락됐고, 지금 이렇게 그때의 이야기를 옮겨적을 수 있게 됐다. 다시 의식을 찾은 후 나의 첫 번째 질문은 "지금 여기 불이 켜져 있나요?"였다. 언제 어느 상황에서나 질문하는 나 자신이 놀랍기만 하다. '항상 배울 준비가 된 학생'의 자세 아닌가. 내 기억에 의하면 처음 엑스레이 촬영실에 들어갔을 때는 불이 켜져 있었기에 주변을 쉽게 볼 수 있었다. 그러나 의료진의 대답은 "아니요, 여긴 불이 켜져 있지 않았어요"였다. 그렇다면 내가 본 그 빛은 무엇이란 말인가? 내가 설명할 수 있는 유일한 방법은 이런 것이다. 수술대 위에는 집도의가 수술 부위를 잘 볼 수 있도록 환자 위에 아주 밝은 조명이 두 개 있다. 마치 수술대 위의 그 조명이 켜진 것 같은 느낌이지만 그보다 훨씬 더 밝고 환한 빛이 주변을 꽉 채우고 있었다.

이 경험에서 가장 기억에 남는 부분은 환한 빛과 함께였던 그 당시의 감정이다. 앞서 말했듯이 그것은 완전한 마음의 평화였다. 그런 경험이 있는 사람이라면 누구나 "되돌아오고 싶지 않았다"라고 말할 것이다. 가족 주치의는 이런 말을 했다. "자네, 여기 없을 수도 있었어! 살고자 하는 의지가 아주 강하거나 완수해야 할 삶의 목적이 있는 게 분명해. 정말 운이 좋았어." 아버지가 병원에 도착했을 때 나는 살아 있었다. 그날 밤은 상태를 지켜보기 위해 병실에 있었지만 동생의 결혼식에는 참석할 수 있었다. 정해진 약속이 지켜낸 약속이 된 것이다! 혹시나 해서 하는 말인데, 당시 내 몸에는 모르핀이나 진통제 같은 정신이 혼미해질 수 있는 약물이 투여되지는 않았다. 나는 대다수가 일생에 한 번 겪을까 말까 한 '신장의 기의 마지막 한 방울 혹은 생명의 마지막 숨결'을 경험한 것이다.

혹여 저쪽 세상의 삶이 어떤지 궁금한 사람이 있다면 이렇게 말해주고 싶다. 나는 아직 완전한 평화를 동반했던 그 찬란한 빛을 재현할 색깔을 찾지 못하고 있다고 말이다. 사망 이후 육체와 영혼이 분리됐다고 간주하는 기준은 더는 만질 수도, 느낄 수도 없다는 것이다. 만질 수 있고 느낄 수 있는 능력은 이쪽 세상에서만 통용된다. 죽음을 목전에 둔 누군가가 사랑하는 사람을 두 번 다시 포옹할 수도, 입을 맞출 수도 없다는 사실을 깨달았을 때 아주 힘들 것이라는 생각이 든다. 산 자는 볼 수도 있고 들을 수도 있다. 죽은 자들은 다른 무엇보다 만질 수 있고 느낄 수 있는 능력을 갖고 싶어 할 것이다. 내 개인적인 경험에서 나온 지극히 개인적인 의견이다. 2020년, 코로나19 팬데믹 상황에서 전 세계 모든 사람이 그렇

게 힘들었던 이유도 누군가와 접촉할 수도 없고 다른 사람과 어울릴 수도 없었기 때문이다. 나는 그것이 얼마나 고통스러운 것인지 격하게 공감한다. 국적, 인종, 가족 등 배경이 어떻든 간에 상관없이 인간은 언제나 사랑하고 싶어 하기 마련이다. 고립되거나 혼자서는 살 수 없다는 의미다. 웃음이 최고의 보약이라면 누군가를 안아주는 행동은 최고의 예방약이다.

'병든 아빠'를 통해 배운 것은?

관찰하면 배운다. 관찰을 통해 우리는 해야 할 것과 하지 말아야 할 것을 터득한다. 관찰은 매우 강력한 학습 도구인 셈이다. 외과 레지던트 과정을 거치던 시절, 나는 늘 이런 말을 들었다. "눈으로 보고, 행동하고, 가르쳐라." 눈으로 보면 질문이 생기기 시작한다. 행동으로 옮기면 관찰한 것과 배운 것을 적용하게 된다. 가르칠 때는 다른 누군가가 질문을 하도록 유도해야 한다. 내가 언제나 학생일 것이라고 말하는 이유도 여기에 있다. 나는 언제나 관찰하고 질문을 만들어 그것으로부터 배움을 얻기 때문이다.

'병든 아빠'를 관찰한 결과는 이렇다. 아버지는 좋은 사람이었다. 주변 사람들은 물론 한 번도 만난 적 없는 사람들에게도 도움과 봉사를 제공하려는 선한 의도를 가진 사람이었다. 쉽게 눈에 띄지 않는 미묘한 점도 있었다. 만약 나의 '병든 아빠'가 자신을 진정 사랑했다면 오랜 세월 유지했고 결국엔 그의 발목을 잡아버린 식습관을 고수하지는 않았을 것이다. 그것이 그의 잘못이었을까? 그렇지 않다. 어쩌면 그 자신도 몰랐을 것이다. 인간은 태어남과 동시에 유효기간이 정해진다. 그렇다고 삶을 중단할 필요는 없다. 삶은 아름다운 것이며, 매 순간 최선을 다해 살아야 한다. 신의 가장 위대한 피조물(바로 당신이다)인 자신을 사랑함으로써 동시에 타인을 사랑할 수 있다. 자신을 사랑하는 것이 제3계명을 실천하는 가장 겸손한 방법이라고 말한 이유도 바로 여기에 있다.

이 책에서 나는 우리가 먹는 음식의 질에서부터 우리가 먹는 음식을 주의 깊게 들여다보는 것, 우리가 느끼는 감정과 그것들이 우리에게 미치는 개별적, 종합적 영향에 이르기까지 많은 것들에 대해 언급했다. 당부하건대, 설탕과 당분을 갈구하고 있다면 스스로에 대한 냉철한 평가와 함께 한 가지 중요한 질문을 던져야 한다. 나는 현재의 내 모습에 만족하는가 아니면 나 자신으로부터 도망치고 있는가?

우리는 육체와 정신으로 이루어져 있다. 살아가기 위해서는 두 가지 모두 필요하다. 그러니 신체적·정신적으로 건강해야 하고,

그날의 음양 체질에 따라 적절한 음식을 먹어야 하고, 오감 중 하나를 인지하는 데 필요한 올바른 태도를 갖춰야 한다. 반대되는 것 없는 진정하고 순수한 사랑을 찾을 때까지는 어떤 형태로든 어느 정도까지는 자신의 일부일 수밖에 없는 다섯 가지 감정을 말이다. 과연 가능한 일인가? 대답은 바로 "그렇다!"이다. 마음을 열기만 하면 된다.

애틋한 기억만 남긴 '병든 아빠'

2020년 5월 22일, 나의 '병든 아빠'가 일주일 전에 언제 집에 올 것인지 물었다. 나는 아버지를 찾아뵙고 싶었지만, 코로나 바이러스로 인한 셧다운 명령이 내려진 상태라 일정을 연기할 수밖에 없었다. 이후에도 계속 미뤄졌다. 나는 아직도 5월 16일의 전화 통화를 기억한다. 나는 다가오는 주말에는 집에 갈 거라고 말했다. 22일은 금요일이었다. 진료를 마친 후 아버지가 계신 고향 집을 향해 길을 나섰다. 자동차로 아홉 시간이나 걸리는 먼 길이었다. 출발한 지 한 시간쯤 지났을 때 누님의 전화를 받았다. 아버지가 방금 운명하셨다고 했다.

 그때부터 고향 집에 도착할 때까지 나는 '병든 아빠'에 관한 생각을 머릿속에서 지울 수 없었다. 만약 아버지가 지난 15년 동안 지켜온 나의 생활방식에 관심을 두었더라면 아직 살아 계시지 않을까? 만약 아버지가 삶을 그렇게 진지하게 받아들이는 대신 약간의 여유를 허락했다면 아직 살아 계시지 않을까? 가까운 사람이 세상을 떠나면 우리는 질문을 하기 시작한다. 내가 그랬던 것처럼 말이다. '만약에 그랬더라면'이라는 질문이 떠나지 않게 마련이다. 나는 아직도 나의 '병든 아빠'가 이 세상에서 해야 할 일이 많이 남아 있다고 생각한다. 나는 여전히 아버지에게 많은 질문을 던지고 더 많이 관찰하고 싶다.

내가 아버지의 생활을 관찰하면서 이런저런 질문을 던지는 것을 허락받고 그로부터 많은 가르침을 얻을 수 있었던 것에 무한히 감사한다. 또한 나의 '병든 아빠'가 죽음 이후의 삶으로 들어설 준비를 갖추는 데 내가 일조할 수 있었던 것에도 감사한다. 아버지의 건강이 점점 악화되던 몇 달 동안 나는 내가 겪었던 임사체험에 관해 이야기하곤 했다. 눈앞에 밝은 빛이 보이면 이생에 어떤 후회도 남기지 말고 그 빛으로 다가갈 것을 권했다. 이 세상에서 그런 평화로움을 찾는 방법을 터득하라는 조언도 했다. 누구나 가질 수 있는데 굳이 죽는 순간까지 기다릴 필요는 없지 않은가. 죄책감, 분노, 슬픔, 근심, 원한 같은 감정적인 쓰레기는 이 세상에 버리고 마음 깊은 곳에 있는 진정한 사랑만 가지고 떠나시라는 말도 했다. 스스로가 빛이자 완전한 잠재력임을 이해한다면 그것을 받아들이고 이 세상을 떠날 때 그 빛을 반갑게 맞이할 수 있다. 나의 아버지가 분명 어떤 후회도 실망도 없이 반대편에 있는 세상을 향해 출발했을 것이라 생각한다. 남은 우리는 그를 그리워할 테지만. 내가 일생 동안 아버지를 관찰하며 얻었던 그의 가르침은 앞으로도 계속 이어질 것이다.

관찰과 질문으로 얻은 것을 어떻게 적용했나?

나는 이 책을 통해 설명한 원칙을 어떻게 적용하고 있는가? 나는 구입하는 모든 식품의 성분 표시를 꼼꼼히 읽는다. 내 몸에 무엇을 집어넣고 있는지 알고 싶기 때문이다. 나는 매일 디톡스 영양소 믹스를 섭취한다. 그날그날 어떤 음식을 먹을 것인가를 결정하기에 앞서 체온을 면밀히 관찰한다. 나에게 거리낌 없이 자신의 건강에 관해 질문하는 환자가 있다면 내가 실천하는 것들을 진료 과정에 포함시키기도 한다. 당뇨, 통풍, 진균 감염 등으로 고통받는 환자들이 식단의 변화만으로 질병을 극복하도록 돕기 위해 안내 책자도 준비해두었다. 나는 매일 현재에 충실하고자 노력한다. 분노와 근심, 슬픔, 두려움, 원한 등 감정을 인지하고 그것이 내 몸에 손상을 가할 정도로 커지기 전에 제거하고자 노력한다. 현재에 충실한 것은 바로 자신을 사랑하고 타인 또한 사랑할 수 있는 최선의 방책이다.

매일매일 각자 자신만의 질문을 만들어볼 것을 권한다. 언젠가 막내 아들과 이런 토론을 한 적이 있다. 아들이 물었다. "천국과 지옥의 차이는 무엇인가요?" 나는 이렇게 대답했다. "천국에서는 네가 원하는 것은 무엇이든 질문할 수 있고 배우지 못할 것이 없단다. 지옥에서는 질문하는 것이 허락되지 않기 때문에 배움도 중단되어버리지." 아들은 눈을 동그랗게 뜨더니 이렇게 말했다. "아빠, 나는 나중에 천국으로 가고 싶어요." 나는 아들을 바라보며 이렇게 말해주었다. "아들아, 지금 당장이라도 갈 수 있어. 지상의 천국이란 말이 괜히 있는 게 아니란다. 질문을 던지려고 천국에 가길 기다릴 필요는 없어."

삶은 고통스럽거나 혹은 즐거운 경험의 연속이다. 그것들이 당신에게 가르침을 줄 수 있도록 마음을 열어두기만 하면 된다.

당신에게 던지는 질문

나는 현재의 모습에 이르기까지 꽤 오랜 시간 걸렸다. 당신이 이 책을 여기까지 읽어냈다는 사실이 기쁘지만, 책을 다 읽었다고 해서 할 일이 끝난 것은 아니다. 당신이 스스로 만들어갈 새롭고 흥미로운 세상은 이제 막 시작됐기에 하는 말이다. 아래는 당신을 위해 준비한 질문들이다.

- 나는 현재, 은퇴 이후 내가 꿈꿔온 즐거움을 안겨줄 적절한 연료를 공급하고 있는가?
- 내 건강을 스스로 책임지기 위해 지금 당장 나는 무엇을 할 수 있는가?
- 나는 쉽게 아픈가?
- 나는 약을 먹지 않고 살 수 있는가?
- 관절에 통증이 느껴지고 견디기 힘든가?
- 방금 구입했거나 소비한 식품의 성분 표시를 확인했는가?
- 식이요법에서 식이요법으로 넘어갔는가?
- 양의 특성이 강한 경우, 나는 균형에 가까워지는 방법을 알고 있는가?

- 음의 특성이 강한 경우, 나를 균형에 근접하게 하는 것은 무엇인가?
- 마지막으로 30분 이상 운동한 것이 언제인가?
- 건강하게 은퇴해서 모아둔 재산으로 즐겁게 살 것인가, 아니면 의료비로 모아둔 재산을 모조리 소진할 것인가?
- 이 책에서 배운 것 중 나의 생활방식에 즉각 적용할 수 있는 것은 무엇인가?
- 나는 다른 사람을 사랑할 만큼 나 자신을 충분히 사랑하는가? 아니면 공허함을 채우기 위해 일시적으로 위안을 주는 음식에 끌리고 있는가?
- 만약 오늘이 이 세상에서의 마지막 날이라면, 삶의 모든 근심, 슬픔, 분노, 두려움, 원한으로부터 자유롭다고 스스로에게 말할 수 있는가? 나는 내면의 평안을 찾았는가?
- 나는 내가 누구인지 아는가?

건강의 핵심은 질문에서 시작된다. 질문할 게 없다면 적어도 자신의 건강 또는 가족이나 친구의 건강을 관찰하는 것부터 시작해보라. 그들을 판단하지 말고 그들로부터 배우라는 것이다. 그러면 질문이 시작될 것이다. 당신을 위한 마지막 질문은 이것이다. 자신의

건강을 증진하는 데 기꺼이 참여할 의향이 있는가?

모든 사람이 성공적인 삶을 살아가길 진심으로 기원한다. 건강을 위한 식습관을 통해 누구나 인생을 즐기며 매일매일 살 수 있다. 기쁨과 평화, 위안이 충만한 삶을 살아가길 바란다! 우리 모두에게는 내재된 질문이 있다. 일단 묻기 시작하면 자신의 건강에 참여하는 과정이 시작된다. 모든 위대한 발명, 모든 창조물, 실행으로 옮겨진 모든 아이디어, 모든 미술 작품과 저서 등의 이면에는 질문이 있었다.

'건강한 아빠'와 함께한 내 여정이 시작된 계기는 내가 그에게 던진 이 간단한 질문이었다. "방금 딸아이를 치료한 방법을 제게 가르쳐주실 수 있겠습니까? 고통이 사라지고 다시 음식을 먹을 수 있게 만들어준 그 치료법 말입니다." 15년이 흐른 지금, 나는 또 다른 질문을 한다. "저에게 가르쳐주신 것들을 책으로 써도 될까요?"

'건강한 아빠'는 "물론이지!"라고 대답했다. 자, 그렇게 우리는 답을 얻었다. 이제 다음 행보는?

헌사

- 끊임없이 내 질문에 답해주고 기꺼이 자신의 심오한 지식을 공유해준 나의 '건강한 아빠'에게.
- 타인을 위한 봉사의 중요성을 몸소 보여준 나의 '병든 아빠', 나의 아버지에게.
- 내가 고등학교도 졸업 못 할 것이라 염려했던 그때의 선생님과 상담사에게.
- 매일 천사 같은 미소를 공짜로 나눠주고 끊임없는 사랑과 지원을 아끼지 않는 나의 아내 샨티에게.
- 내면의 기쁨을 밝혀주는 불꽃인 나의 네 아이들에게.
- 성공적 출간을 지원해준 출판사 스크라이브미디어와 그곳에서 일하는 모든 사람들에게.
- 21년 동안 의사로서 도움과 치료를 제공하는 영광을 기꺼이 허락해준 나의 환자들에게.
- 시간을 내 이 책을 읽어내기로 선택한 독자, 바로 당신에게.

이들 모두에게 심심한 감사의 말씀을 드린다.

건강한 아빠
병＼든 아빠

1판 1쇄 인쇄	2023년 3월 15일
1판 1쇄 발행	2023년 3월 23일
지은이	글렌 N. 로비슨
옮긴이	안진환
펴낸이	백영희
펴낸곳	(주)너와숲
주소	08501 서울시 금천구 가산디지털1로 225 에이스가산포휴 204호
전화	02-2039-9269
팩스	02-2039-9263
등록	2021년 10월 1일 제 2021-000079호
ISBN	979-11-92509-51-8 03510
정가	19,000원
©	글렌 N. 로비슨 2023

이 책을 만든 사람들

편집	허지혜
디자인	지노디자인
마케팅	배한일
제작처	예림인쇄